てんかん専門医の
診察室から

病気と共生するために

星槎大学叢書

2

星槎大学出版会

星槎大学

てんかん専門医の診察室から

病気と共生するために

推薦のことば

神奈川県立こども医療センター
総長　山　下　純　正

　田中正樹先生は卓越したてんかん臨床専門医です。

　この度、田中先生がてんかんに関するわかりやすい解説書をお書きになりました。

　てんかんという病気は一般の方々にとっては、わかりにくい病気なのではないでしょうか。いろいろな症状があり、意識がなくなることもある、と言われると怖くもなります。お薬はやめられるのだろうか、将来はどうなるの、こどもの場合は発達は大丈夫なのだろうか、などといった不安をよく聞きました。

　著者の田中先生は医学的にてんかんの診断や治療をわかりやすく、丁寧に解説されています。それだけにとどまらず、てんかんのある患者さんのライフステージに応じて解説されています。てんかんは急性の病気であるとともに慢性の病気です。学校生活での注意点、修学旅行の場合、就職した時、妊娠出産をどのようにむかえるか、運転免許との向き合い方などに関して日常診療の中から書かれています。

　また、医療費の公的補助の説明もあります。さらに、懇切丁寧なＱ＆Ａも設けてあります。このように、生活に即した内容であることが、本書の特徴でしょう。

　近年、関連遺伝子の解明、新規抗てんかん薬の登場、外科治療の進歩などのてんかん医療の急激な変化がみられます。てんかんが古い社会的偏見から解放されて正しく理解され、この著書が患者さんたちの明るい未来を生きるための道しるべとなることを願っております。

── も く じ ──

推薦のことば　神奈川県立こども医療センター総長　山下純正

はじめに　〜診療の現場から〜 ———————————— 7

序章　わたしの診察室から ———————————— 11

第1章　倒れる発作も倒れない発作もあります ———————— 17

1．多彩なてんかん発作　19
2．同じ発作を反復しているかを確認　20
3．てんかんの発作か疑ってみます　21
4．「部分発作」か「全般発作」か問診　22
5．いろいろな部分発作があります　25
6．いろいろな全般発作があります　32
7．問診をまとめます　37

第2章　脳波検査 ———————————————————— 41

1．脳波を記録する　43
2．てんかん発射とは　45
3．問診の情報と脳波を組み合わせて考えます　47
4．部分発作と全般発作の脳波　48

第3章　てんかんの診断 ————————————————— 51

Ⅰ　薬がよく効く特発性全般てんかん ———————————— 58

1．特発性全般てんかんの結子さん　59
2．特発性全般てんかんを理解するための追加症例　67

3．特発性全般てんかんの治療　70

4．特発性全般てんかんがある人の生活　72

5．特発性全般てんかんがある人が使う福祉制度　72

Ⅱ　薬をやめられる特発性部分てんかん ——————74

1．特発性部分てんかんの遥大君　75

2．特発性部分てんかんの診断と治療　80

3．特発性部分てんかんがある人の経過　81

Ⅲ　約半数は薬が効く症候性部分てんかん ——————82

1．抗てんかん薬で発作が止まった症候性部分てんかんの菜緒子さん　83

2．薬を服用しても意識が曇る発作を繰り返す人の追加症例　89

3．意識が曇り、記憶が途切れる発作を理解するために　92

4．症候性部分てんかんの治療　101

5．高齢者のてんかん　103

6．症候性部分てんかんがある人の生活　104

7．症候性部分てんかんがある人が使う福祉制度　105

Ⅳ　薬が効きにくい症候性全般てんかん ——————106

1．発作が止まらない症候性全般てんかんの世名さん　107

2．症候性全般てんかんを理解するための追加症例　112

3．症候性全般てんかんの治療　113

4．症候性全般てんかんがある人の生活　114

5．症候性全般てんかんがある人が使う福祉制度　114

第4章　電話相談 ——————————————117

1．発作に関する相談　119

2．薬に関する相談　122

3．睡眠・旅行・プール・入浴に関する相談　125

第5章　妊娠・出産と薬 ————————————129

1．てんかんと遺伝　131

２．抗てんかん薬が子どもに及ぼす影響は　131

３．妊娠・出産　135

第6章　てんかん治療の進歩と交通事故と運転免許 ————139

第7章　てんかん診療Q & A —————————————151

１．診断や検査に関する Q&A　153

２．治療や医療に関する Q&A　160

３．学校・就労・生活に関する Q&A　168

あとがきにかえて　てんかん専門医からの提案～病名を変える～

資料　抗てんかん薬の一覧　176・てんかん発作の一覧　178

さくいん　179

装丁／中村　聡

イラスト／吉野晃希男

はじめに　〜診療の現場から〜

「てんかんイコール、突然、気を失ったり、倒れたりする大変な病気」と思っている人が多いと思います。この症状はてんかんのほんの一部でしかありません。

てんかんは子どもの時に発病するてんかんもあれば、思春期になってから発病するてんかんも、さらには高齢になってから発病するてんかんもあります。いくつかの種類（診断）に分けられ、それぞれの種類で、発作症状（発作のときの患者さんの体や意識の状態）や薬（抗てんかん薬）に対する反応も違います。薬をやめられるてんかんもあれば、薬をやめにくいてんかんもあります。このように、いろいろな種類があるにもかかわらず、ひとまとめにされ、「てんかん＝大変な病気」と誤解されている悲劇があります。

私は患者さんとの会話の中からてんかんが誤解されていると感じることが多々あります。薬を服用することによって発作がすでに10年近く止まっている患者さんから、「就職のための面接のときに、てんかんがあったことを話したら、面接官の表情や態度が変わった」話や、若い女性の患者さんから「発作が薬で止まっているにも関わらず、結婚はできないと交際相手から言われた」話や、3歳の時に発作がおき、薬を服用してからは一度も発作がないのに幼稚園に入園するために苦労した家族の話や、私から生まれてくる子どももてんかんになるかもしれないと思いこんで、出産をあきらめかけていた女性の話など、枚挙にいとまがありません。

仕事をする能力がある人が、病気にまつわる偏見がもとで仕事ができなくなったり、てんかんに対する誤解がもとで人間関係が壊れたり、幼稚園や学校の選択に苦労するようなことがあれば、これは社会的にも大きな問題です。

そのために多くの人に「てんかんは一つではなく、いろいろな種類がある」ことを理解して頂き、「てんかん＝大変な病気」だと誤解されないように、私に何かできないだろうかと考えてみました。てんかん診療を20年以上続けて、これまでに2,000人以上の患者さんを診てきた医師としての、私の結論は、「私が毎日診療している目の前の患者さんのことを素直に伝えることにしよう」でした。その理由は、私の目の前には、治療を受けながら、日々切磋琢磨して頑張っている人がたくさんいるからです。発作が止まって社会の中で頑張っている人の方が、発作が止まりにくい人に比べて、てんかん全体に占める割合が大きいのです。そのうえで、いろいろな薬を使っても、発作が止まらない人がいる事実があることを、読者に理解して頂ければと思うに至りました。

　そうは言っても「てんかんは一つではなく、いろいろな種類があること」を理解するのは骨が折れるものです。私自身もそうでした。私に、てんかんを理解するためのエネルギーを与えてくれたのは、やはり患者さんでした。「先生、私の発作はなおるのですか」「いつになったら私は薬をやめられるのですか」という患者さんの訴えや、「先生に診てもらって発作が止まりました」という患者さんの感謝の言葉に勇気づけられて診療を続けてきました。裏を返せば、患者さんの言葉がなければ、私はてんかんを理解できなかったと思います。

　序章では、私のクリニックを紹介します。これは、患者さんとてんかん専門医である私がどのような場所で話をしているのかを、イメージして頂くためです。
　次に、「てんかんは一つではない」ことを理解して頂く手段として、てんかん診療に必要な発作の症状や、脳波や、てんかんの診断をわかりやすく説明します。
　さらに、4人の患者さん（結子さん、遥大君、菜緒子さん、世名さん）を紹介します。
　①薬で発作が止まった全般てんかんの結子さん

②薬をやめられる部分てんかんの遥大君
③薬で発作を抑制できた部分てんかんの菜緒子さん
④薬による治療にもかかわらず発作が反復している全般てんかんの世名さん

　結子さん、遥大君、菜緒子さんは、投薬により発作が抑制されている患者さんたちです。遥大君は学校に通い、結子さんと菜緒子さんは就労しています。この３人について言えば、本人あるいは、その家族が、てんかん発作があったことを話さなければ、読者のみなさんは、３人がてんかんであることは、想像もつかないでしょう。みなさんが国語や算数を教えてもらった学校の先生や、読者を診察してくれた病院の先生や、高齢の父母を介護している方に、てんかんがあっても、何も不思議ではないのです。

　この本を読んで頂いて、てんかんの患者さんの発作にとどまらず、生活する姿もまた知って頂ければ、てんかんに対する偏見や差別意識を軽減できると思います。
　この本の最後に、「てんかんという病名を変更してほしい」という私の願いを書きました。最後までお付き合い頂ければ幸甚です。
　それでは、クリニックの診察室の中にお入りください。

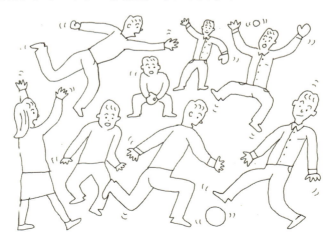

※本書に登場する患者さんの名前はすべて仮名です。

序章

わたしの診察室から

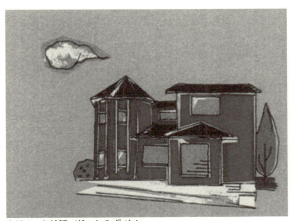

クリニック外観／絵：しみず ゆか

住宅街にあるてんかん専門クリニック

　田中神経クリニックは 2007 年 7 月 17 日に開院しました。公共の交通機関を使ってクリニックに来られるときは、神奈川県内のＪＲ戸塚駅か大船駅で電車を降りて、そのあとはバスを使ってください。飯島上町のバス停で降りて、徒歩 1 分の住宅街の中に田中神経クリニックがあります。

　クリニックの玄関前には車いすの方も受診できるようにスロープがあります。ドアを開けると正面に受付、左手に脳波室、正面の奥に診察室があります。診察室のドアを開けると、机の上にパソコンにつながった二つのディスプレイがあります。左のディスプレイは、脳波室で記録した患者さんの脳波を表示して説明するためのもの、右のディスプレイは電子カルテを表示するためのものです。

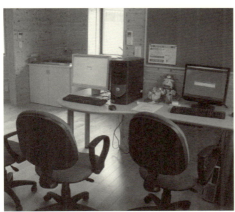
診察室

予約から初診へ

　当院を受診したい方は、電話予約が必要です。2017 年 4 月現在、予約を入れて頂いて初診を待っている患者さんは 200 名を超えています。このために、予約を入れて頂いてから、受診（初診）までに、2 年から 3 年、待っていただくことになります。申し訳ありません。

　治療によって発作が容易に止まる患者さんがいる一方で、いろいろな抗てんかん薬を使っても、発作をコントロールするのが容易でない人もいます。新しい患者さんが受診までに時間がかかる理由の一つは、抗てんかん薬を調整するために、当院に長期にわたって通院する患者さんが累積していくからです。

　また、初めて受診した患者さんに対しては、患者さんの発作の症状を確

認し、患者さんの脳波検査の結果を説明し、今後の治療方針を決定するまでに60分ほどかかります。治療が容易でない患者さんの治療を続けながら、初診の患者さんに時間をかけて診療しているので、1週間に受け入れられる初診の患者さんは1人あるいは2人になります。このために、予約を入れた患者さんが、初めて受診するまでに、2年ほどかかってしまうのです。

クリニックの中へ

クリニックに入ったら、受付で**医療証を確認させてください**。医療証とは、国民健康保険や勤務先から発行されている健康保険証などです、**自立支援医療受給者証**や**重度障害者医療証**をもっていれば、それらも受付に提示してください。

次に看護師が、患者さんに本日の診察の流れの説明をします。そのあとで、脳波検査室で脳波検査を受けて頂きます。脳波検査がおよそ1時間かかります。脳波検査のあとで診察室に入ってもらいます。

脳波検査室

脳波検査室では、技師が、患者さんの額と頭の上に脳波の電極を付けます。技師は、電極を患者さんの頭の上に置きながら、患者さんに、発作のときの様子をお聞きします。技師は、内容を聞くことで、てんかん発射（てんかんの患者さんの脳波に見られる特徴的な波を言います。具体例については第2章で説明）をより確実に見つけ出すことにつながります。

てんかん診療における脳波検査の目的は、てんかん発射を記録することに尽きます。覚醒中に、てんかん発射を記録できる患者さんもいますが、多くの患者さんは、入眠時に、てんかん発射が出現します。ですから、てんかん診療における脳波記録は、覚醒しているときに電極を付けて、覚醒しているときの脳波だけでなく、睡眠中の脳波も記録するのが原則です。

「他の病院で検査した脳波の記録を持参するから、当院で脳波検査をしな

くてもいいか」と質問される患者さんもいます。他の病院で脳波がしっかり記録できていれば何も問題はありませんが、他の病院の脳波検査の中には記録が不十分なことがあります。

　理由は、脳波に外部からの電気器具などの雑音が重なっているために脳波そのものが見えにくくなっていたり、あるいは、睡眠時の脳波記録がないために、てんかん発射が記録されていなかったりすることがあるからです。このため、初診の患者さんには、できるだけ当院で脳波検査を受けてもらうようにしています。

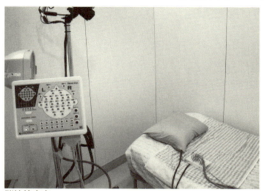
脳波検査室

診察室の中へ

　脳波検査が終わって、脳波の電極をはずしたら、診察室に入って頂きます。私が、患者さんあるいは、患者さん家族からお聞きする話は、次の第1章に書かせて頂きました。患者さんや家族に、発作のときに患者さんがどうなっているかをお聞きして、発作症状を整理し脳波の説明をしながら、てんかんの診断を考え、今後の治療方針を提案します。

　この本では、患者さんと私の対話を活字にして、診療の実際を伝えながら、てんかんを説明したいと思います。（もちろん、対話を読んでも、患者さんを特定できないように工夫してあります。）

第1章

倒れる発作も倒れない発作もあります

1. 多彩なてんかん発作

　私が行っている実際の診療を説明しながら、てんかんという病気の症状や治療について考えていきましょう。

　てんかんの診療は、ほかの病気と同じように、症状を確認することに始まります。てんかんという病気においては、「てんかん発作」が症状です。てんかん発作を体験したり観察したりしているのは、患者さん本人あるいは患者さんの家族です。医師の前で、患者さんが発作をおこすことは、滅多にありません。医師は、家族や患者さんから、発作についての情報を得ることになります。てんかんを診療する医師は、集めた情報を医学的に整理して、患者さんの治療につなげます。

　てんかん発作の外見上の特徴は、非常に多彩です。

　倒れる発作もあれば、倒れない発作もあります。腕や足の一部がガクガクと動く発作もあれば、全身がガクガクする発作もあります。患者さんがそれまでに行っていた動きが止まる発作もあれば、動きが止まったあとに、発作の症状として、声が出たり、口元が動いたり、手が動いたり、顔色が悪くなったり、よだれが出たりする発作もあります。

　また、発作をおこしている患者さんに呼びかけた時、返事がない発作もあれば、周囲の人からの呼びかけに反応できる発作もあります。

　患者さんや患者さんの家族に、発作をおこしているときの患者さんの状態を聞く目的は、患者さんに治療方法を提案するためです。聞き取りは次のようなことを考えながら進めます。

　①患者さんは同じ内容の発作を反復しているか？⇒同じ内容の発作が反復していればてんかんの可能性があると考えます。

　②てんかんの発作であるとすれば、患者さんの発作は、てんかんの発作の中のどの発作なのか？⇒発作の種類によって治療方針が異なります。

２．同じ発作を反復しているかを確認

　問診では、まず、最近おきた発作について、聞きます。最近あった発作のほうが、患者さんや患者さん家族の記憶が新鮮なので、詳細な情報を得ることができるからです。

　発作の内容を確認する為に、携帯などで撮った動画がとても役立ちます。

　発作の始まりの状態を聞くために、私は患者さんの家族に「どのような状態があると、発作だと気付きますか？　たとえば、動作や表情の変化ですか、それとも患者さんが倒れたときの音ですか？」と質問したり、「自分で発作の始まりがわかりますか」と患者さんに質問したりします。患者さんや家族が、発作だと気づいた時点を、発作の出発点とします。

　たとえば、家族から「突然、倒れるので（発作だと気付く）」「動作が止まるので（発作だと気付く）」とか、患者さんから、「前兆があります」とか、「突然始まります」といった答えがあったら、次は「倒れたあとにどのようになっていましたか？」と、その続きを聞きます。

　また、「発作の時に、呼びかけると返事がありましたか？」と家族にお聞きして、発作のときの患者さんの反応を確認します。さらに「発作がどのようにして終わりますか」「発作のあとに、ぐったりしますか、あるいは、すぐに元の動きに戻れますか」と、発作の終りかけの様子についても聞きます。

　発作の始まりから終わりまでの概要がわかったら、「いま説明してくれた発作を繰り返していると考えていいですか？」と、患者さんや、家族に確認します。

　てんかんには、たくさんの発作の種類があるものの、それぞれの患者さんは、同じ発作を繰り返しているのもてんかんの特徴です。問診の中で、同じ発作を反復していれば、その発作はてんかんの発作である可能性が高いと考えます。

3. てんかんの発作か疑ってみます

　患者さんが繰り返している発作がてんかん発作か？それともてんかん以外の症状なのか？を検討して判断するには、どのようなてんかん発作があるかについての知識が必要です。てんかんのようで、てんかんでない病気についての知識も必要です。

　読者が、「私（あるいは家族）は、てんかん？」と考えたときは、この本の、いろいろな部分発作と、いろいろな全般発作の説明を読んで、発作がいずれに当てはまるかを検討してください。その症状が似ていると思われるときには、てんかんの可能性を考えてください。さらに脳波検査を受けて、てんかん発射が検出されたら、てんかんと診断できます。

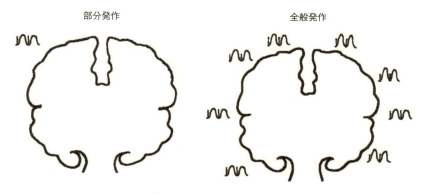

部分と全般の脳のイメージ図

　全般発作と部分発作と言う用語について、概説しておきましょう。
　1981年に国際てんかん学会が、患者さんによって様々な症状を示すてんかんの発作を、部分発作と全般発作に分けました。
　部分発作とは、発作の内容や脳波検査の結果をもとに、発作が脳の一部から始まっていると判断できるものです。具体的に言うと、発作がいつも右手のピクピクに始まるなどの、体の特定の部位から始まっていれば、部分発作を疑います。部分発作がある人の脳波検査では、頭のいろいろな部位においた電極のうち、特定の電極だけにてんかん発射が出現します。

一方、患者さんの体がガクガクするときに、その、ガクガクが体のどこから始まったかわからないときや、ピクピクが右手にも左手にもあらわれるときには、**全般発作**を疑います。全般発作がある患者さんの脳波検査では、てんかん発射の出現部位の特定が困難です。

　私が勤務していた**静岡てんかん神経医療センター**でも、てんかんの発作を部分発作と全般発作に分類していました。私は、1990年に静岡てんかん神経医療センターの先輩医師からこの分類を教わって、2007年に田中神経クリニックを開院してから10年が過ぎた今も、この分類を使っています。

　発作を分類しても、治療に役立たなければ意味がありません。25年間におよぶ私の経験から言うと、この分類は患者さんの発作を治療するうえで極めて有用です。ですから、この本でも、部分発作と全般発作に分けて説明します。

４. 「部分発作」 か 「全般発作」 か問診

部分発作を考えて問診する

　患者さんが同じような発作を繰り返していれば、患者さんの発作が、てんかんの発作である可能性を疑います。てんかん発作だろうと考えたら、その次に、患者さんの発作の中に部分発作の症状が隠れていないかを問診します。

体の一部に始まりますか、発作の内容に左右差は？

　患者さんに「発作の始まりを覚えていますか」と質問して、「発作のときに右手がしびれます」とか「右手の親指がピクピクします」と説明があれば、患者さんの発作が体の一部に始まっているので、部分発作だろうと考えます。また、家族が「（患者さんが発作をおこしている時には）目が右、あるいは左に動きます」とか「腕や脚がガクガク動くときに、右が強いです」などと、発作のときの体の動きに左右差があるときも、部分発作の可能性を考えます。

ピクピクが体の一部に始まり、続いて全身がけいれんする

　右手の親指がピクピクする発作を繰り返す患者さんの中には右手の親指がピクピクしたあとに全身がけいれんする発作になる人がいます。そのような患者さんには①右手の親指にとどまる発作と②右手の親指のピクピクに始まって、さらにピクピクした動きが体全体に広がる発作があると考えます。このように部分発作は、体の一部に始まって、引き続いて体全体がけいれんすることがあります。

発作の始まりには意識があり、続いて意識が曇る

　患者さんが、右手の親指がピクピクしていることを覚えていて私に説明してくれたり、またピクピクしているときの周囲の状況（家族が声をかけてくれたことなど）を覚えていたりすれば、患者さんは発作のときに意識が曇っていなかったと考えます。

　続いて患者さんから「親指がピクピクしたことは覚えているけれど、そのあとは覚えていなくて、気がついたら横になっていた」との話があった場合には、発作の始まりで、親指がピクピクしているときには、意識は曇っていなかったけれど、そのあとに、意識が曇ったと考えます。

　この患者さんのように、発作のはじまりには意識の曇りがなく、引き続いて意識が曇ることがあります。これは、時間がたつにつれて、意識の曇りがない状態から曇った状態に、発作の症状が広がっていると考えられるので、これも部分発作であろうと考える材料になります。

発作のあとの状態にも部分発作のサイン

　発作が終ったあとに、右手が動かしにくいとか、目の右側のほうが見えにくいとか、しゃべりたいけど口が動かないとか、発作のあとに、体や脳の機能の一部が働かないときにも、部分発作を考えます。

診療メモ

〜「意識の曇り」とは〜

　てんかんの診療における「意識の曇り」は、患者さんが発作中に周囲の刺激に反応がなかったり発作中のことを覚えていなかったりする状態のことです。

　発作をおこしているときに、家族と会話ができたり、会話ができなくても身振りや表情の変化で反応できていたりすれば、患者さんの意識は曇っていなかったと判断します。また、発作が終わったあとに、患者さんが、発作中におきた周囲の出来事や、周囲の人が話した言葉を覚えていれば、意識が曇っていなかったと考えます。

診断は慎重に

　問診はてんかんを、部分発作と全般発作に分けるために重要ではありますが、問診だけでは、私も、部分発作を全般発作と勘違いすることもあれば、全般発作を部分発作と勘違いすることもあります。問診だけで、ある程度判断ができたと思っても、患者さんの発作が「てんかん発作なのか否か」、あるいは、「部分発作なのか全般発作なのか」の最終的な判断は、脳波検査を見てからにしています。念には念を入れています。

５．いろいろな部分発作があります

　部分発作として、どのようなものがあるのかを知っておくことが患者さんの発作が、てんかんか否か、あるいは、部分発作か全般発作かを判断するうえで必要です。まずは、いろいろな部分発作について説明します（P178一覧表参照）。

意識が曇らない部分発作、曇る部分発作
　部分発作の中で発作の始まりからおわりまで意識が曇らない発作を医学的には単純部分発作と呼んでいます。意識が曇らないから、患者さんは、自分にどのような発作がおきたのかを、私に説明してくれます。
　一方、部分発作の始まりから、あるいは途中から意識が曇る患者さんがいます。発作の始まりに意識があろうがなかろうが、意識が曇れば、医学的には複雑部分発作と呼んでいます。
　単純部分発作とか複雑部分発作という用語は、てんかんを専門にしていない医療従事者や患者さんにはわかりにくい用語なので、この本ではできるだけ使わず、意識が曇らない部分発作（単純部分発作）、意識が曇る部分発作（複雑部分発作）と表現します。

　部分発作か全般発作かを鑑別していくうえで大切なことの１つは、患者さんが発作の始まりを覚えていて、そのときのことを、私に説明してくれるか否かです。患者さんが、発作の始まりで、「右手がしびれた」とか、「点滅する光が見えた」とか、「おなかがむかむかした」などと説明してくれるときには、部分発作であることを考える重要な情報です。

意識が曇らない部分発作（単純部分発作）
１：からだの一部が運動症状を示す部分発作
　患者さんは50歳の男性。左前頭葉に悪性腫瘍があり、２年前に手術を受けています。脳腫瘍の手術後から、突然に右手がガクガクと動き始めて、およそ２分から10分ほど続きます。

患者さんの話にしたがえば、発作は突然に右の手がガクガクと動きだすので、自分の左手で右手を抑えます。週に1回ぐらい、右手がガクガクする動きが強くなって肩まで広がってくると意識が曇ります。一方、患者さんの妻の話にしたがえば、強い発作のときには、右の腕だけではなく、右足もガクガクします。

てんかんの薬を変更したところ、突然に右手だけがガクガクと動く発作が月に1回程度みられますが、意識が曇る発作はなくなりました。

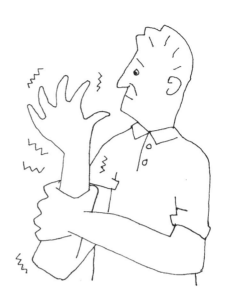

2：視覚症状を示す部分発作

患者さんは20歳の男性。小学校の高学年のころから、突然に点滅する光が右側に見えます。その光を追いかけて右を見ると、光も右に動くようです。点滅する光が強くまぶしく感じるときはぼーっとします。高校受験のときに1回、大学在学中、試験勉強で寝不足になったときに1回、点滅する光が見えたあとに、気を失って倒れたことがあります。

てんかんの薬を服用してからは、気を失う発作はなくなり、毎

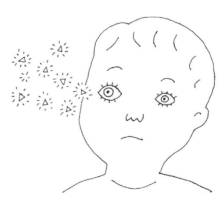

週のように見えていた点滅する光もほぼ消失しました。

3：からだの感覚症状を示す部分発作

　患者さんは40代の女性です。20歳ごろから、右手がしびれて、ついで右腕がこわばる感覚があります。しびれは、電気が走るような感覚でもあり、座禅をしたときの足のしびれに似ているようです。この発作になると、右手の指先の細かい動きを取りにくくなり、包丁やはさみを、うまく使えなくなります。20歳ごろには、しびれたあとに、気が遠くなって倒れたことがありました。抗てんかん薬を服用してからは、気を失ったり、倒れたりすることはありませんが、右手のしびれは現在も年に2〜3回出現し、出現すると48時間ほど続きます。

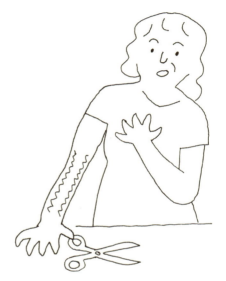

4：記憶性の症状を示す部分発作

　15歳の女子高校生。学校の授業中に立ち上がって、教室の中を歩く発作があったために当院を受診しました。家族の話では、家で家族が声をかけても返事をしないまま歩きまわる発作が月に3回の頻度で反復していました。

　本人に話を聞くと、「中

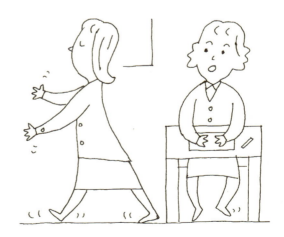

学校のころから、昔の情景が思い浮かび、その情景の中に吸い込まれるような感覚になることがあります。またテレビを見ているときに、この場面は以前に見たことがある（デジャヴー）と思うことがあり、そのあとに、わからなくなることがあります」とのこと。

てんかんの薬を服用後は、昔の情景が思い浮かぶ発作はありますが、返事をしなくなる発作はなくなりました。

5：自律神経性の症状を示す部分発作

22歳男性。職場で意識が曇る発作があり、家族とともに受診。患者さんの説明にしたがえば、おなかの上の方や胸がムカムカするだけで終わる発作もありますが、ムカムカが上のほうに向かって上がってくると、わからなくなり、気が付いたときには自分は何をしているのだろうと思うことが月に1〜2回ありました。

抗てんかん薬を処方したところ、意識が曇る発作は消失しました。しかし、おなかがムカムカする発作が、月に1回の頻度で反復しています。

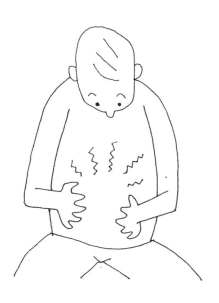

自律神経性の発作については、「おなかが痛い」「おなかや胸がが締め付けられるような感じになる」と表現される患者さんもいます。このほかに、「背中がぞくぞくする」「血液が体の下のほうに流れたような感じがする」と訴える患者さんもいます。

意識が曇る部分発作（複雑部分発作）
1：診察中に意識が曇る部分発作になった悠さん
住宅リフォーム会社で働く27歳男性。

診察室で、私（田中）の目の前で、意識が曇る発作をおこしたときの状況を説明します。

私が、処方箋の内容を確認するために、「テグレトールは、薬が余っているので（30日分ではなく）25日分にしましょうか」と話したとき、悠さんが、それまでと違うと感じました。その瞬間まで、悠さんは、私の話が一区切り終わると、小

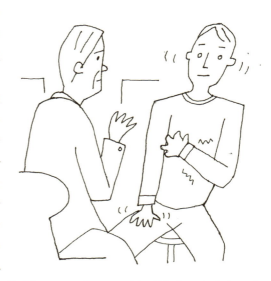

さな声で「はい」「はい」と相槌を打っていたのに、それがなかったからです。

次の瞬間、悠さんの表情がこわばり、上半身が前後に動きだしました。左腕を見ると力がこもっていました。右手は悠さん自身の太ももの上で前後しています。「悠さん」と呼びかけましたが返事がありません。「悠さん、右手をあげてもらえますか」と私が言ったものの、悠さんの右手はあがりません。

しばらくすると、前後に動いていた上半身が止まって左腕の力が抜けました。「悠さん、悠さん」と、私は時々声をかけましたが、返事はありません。およそ5分後、悠さんは突然に、椅子から立ち上がり、診察室から待合室に出て行きました。妻が悠さんのあとを追いかけ、妻に誘導されて悠さんは待合室の椅子に座りました。それから5分後、悠さんの表情は落ち着いてきました。私が「悠さん」と声をかけると「はい」と返事がありましたが、表情の動きは、発作がないときに比べ緩慢でした。妻が付き添って帰宅しました。

診察室で発作があった1ヶ月後に、悠さんが再び当院を受診しました。そのときに、悠さんに「1ヶ月前、診察室で、私と話をしているときに発作になったことを覚えていますか？」と質問すると、「診察中に、おなか

がムカムカする前兆があったので発作になるかなと思っていましたが、その後は覚えていません」と。「診察室を出て待合室に行ったことを覚えていますか」と質問すると「覚えていないのです。記憶がはっきりしたのは、クリニックを出て、帰りのバス停のところで、ベビーバギーに乗った子どもを見たときです」と。

2：意識が曇る部分発作の「始まり」

　患者さんが、意識が曇る前の状態のことを覚えていて、私に説明してくれることがあります。その内容については、意識が曇らない部分発作（P25～28）のところで説明した内容と共通します。手足のしびれを訴えたり、手足が動いたり、光が見えたり、昔の情景が思い浮かんだり、おなかの上の方がムカムカするなどがあります。本人が「発作になりそう」と家族に訴えることもあります。

　一方、家族に「どのような状態があると発作だと気付きますか」と質問すると、「患者さんの動きや、表情が乏しくなったから」「会話中に話が止まったから」といったように、行動が途切れることで発作だと気付かれることがよくあります。

　患者さんが突然に（家族にとっても想定外の）声を出したり、動きをしたりしたために家族が発作が始まったと気付くこともあります。

3：意識が曇る「部分発作中」の患者さんの様子

　意識が曇っている間の患者さんの様子について、家族からよく聞かれる症状としては、「これまで行っていた動きが止まって、じっとしている」「目の動きが乏しくなり、表情の変化が乏しくなる」などです。これらは、動きが、なくなったり乏しくなったりする症状です。

　発作のときに、これまでにない動きが現れることがあります。具体的には「口もとがもぐもぐと咀嚼するように動いて、ペチャペチャと音が聞こえる」こともあります。このような動きは、口部自動症と言います。
「手がまるでものを探しているかのように動いたり、衣服を整えているかのように動く」こともあります。このような動きを身振り自動症と呼んで

います。

　その他に家族から聞く症状としては、「表情に力が入って、にらみつけるような表情になる」「顔色が白くなる」「よだれが出る」「顔面の一部が引きつったり、あるいはピクピクしたりする」「眼球が右もしくは左による」「頭部や上半身が左もしくは右に回旋する」「右または左の腕に力が入ってかたくなる」「右または左の腕や脚がガクガクとけいれんする」などの症状です。

　意識が曇る部分発作のときに患者さんは立ったまま倒れないこともありますが、体に力が入って姿勢が崩れ、「立位から倒れたり椅子から崩れ落ちたりする」ことがあります。倒れてけがをすることもあります。

　さらに、「倒れたあとに、体全体が激しく動く」ことがあります。あたかも腹筋のトレーニングでもしているかのように「上半身が前後に動く」「両脚が自転車をこぐように動く」「腕や足を投げ出すような動き」をとることがあります。動きが非常に激しいときには、腕や足を打撲してけがをすることもあります。

　上記のような部分発作の症状に引き続いて、全身がガクガクする状態が現れることがあります。部分発作に引き続いて全身がけいれんする発作を、二次性全般発作と呼びます。この二次性全般発作は、次の全般発作のところで説明する強直間代発作と、ほぼ同じ状態になります。

　全身がけいれんする発作の中には、部分発作から始まって全身がけいれんする場合もあれば、全般発作として全身がけいれんしている場合もあることを理解することはてんかんの診療を進めるうえで極めて重要です。

4：意識が曇る部分発作の「終わりかけ」の症状
　患者さんに、意識が曇ったあと気が付いたときの状況を聞くと、「自分が（今）何をしているかわからない。しばらくしてから、掃除をしていたのだと気付く」「（自分の家にいても）ここはどこか考えてしまう」などの説明があります。「気が付いたら、ソファーの上で横になっていた」とか、

「気が付いたら自分のまわりに人がいた」と説明する患者さんもいます。

その他に「頭の中に言いたいことがあるのにしゃべれなかった」「長さを測るものとはわかるのだけど、定規という単語が浮かんでこなかった」「母が話す声は聞こえたけれど、まるでフランス語でも聞いているかのようであった」と説明する患者さんもいます。

また発作の後に、「視野の右側だけが見えなかった」「右あるいは、左手だけが動かしにくかったり、物を見たり、聞いたりする機能が一時的に低下した」と説明する患者さんもいます。

意識が曇る発作の終わりかけも様々ですが、発作のあとに体の一部が動かないなどの脳の機能の一部が働かないときには、**部分発作**を考えます。

6．いろいろな全般発作があります

部分発作か全般発作かを判断するうえで、全般発作を知っておくことも大切です。全般発作の中には、強直間代発作、欠神発作、ミオクロニー発作、強直発作、脱力発作、間代発作があります。それぞれの発作の特徴を説明します。

1：強直間代発作

広大さんは13歳の男児。これまでに4回の発作があったため、当院を受診。母の観察にしたがえば、朝ごはんのとき発作があり、うーと声がして、体が硬くなって、椅子からずり落ちました。そのあと、床の上で、体がガクガクし、顔面もピクピクし、顔色が悪くなり、大きな息をして発作が止まりました。救急車が到着したときには、す

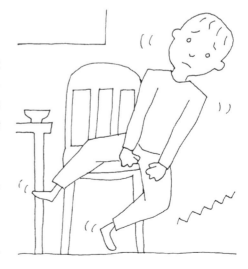

でに患者さんの発作は終わっていました。

　私が診察室で、広大さんに発作の時の様子を聞くと、「発作がおこる前に、ごはんを食べていたことは覚えています。でも、そのあとのことは、覚えていません。救急車の中で、救急隊の人に話しかけられましたが、その時に、何を言われたのか覚えていません。病院についてから、検査を受けたり、病院の先生が説明をしたりしてくれましたが、そのときのことは大体覚えています」と。

　部分発作である可能性を考慮しながら、広大さんに、「発作の直前に、発作になりそうだ、とか、なにか変だと感ずることはありませんでしたか？」と聞くと、「そういうことは無かった」と。「発作の後に、右手あるいは左手が動きにくいことは無かったか？」と聞くと「そんなこともなかった」と。

　また、家族に「身体がかたくなったときに、そのかたさに左右差がなかったか、ガクガクする動きに左右差がなかったか」を聞いてみましたが、左右差はなかったようです。

　強直間代発作は、『発作の前半では体がかたくなります。体の震えを伴い、その震えは、発作の後半では、大きくなってガクガク（間代と言います）します。この発作では、顔色が悪くなるために、観察していた人にとっては非常に長く感じられますが、ガクガクが止まるまでの時間は40秒から60秒程度です。発作のあとは、30分から1時間ほど眠ります。』

　このような全般発作の中の強直間代発作と、部分発作に始まって全身がけいれんする二次性全般化発作は、どちらも「全身がガクガクする」という動きは、外見上同じです。そのため区別が困難なことがあるので注意が必要です。

2：欠神発作

　くるみさん、6歳の女の子。母親とともに受診。母親の話にしたがえば、くるみさんの発作は、動作がとまり、名前を呼んでも返事がなくなります。

持続時間は短く 10 秒ぐらいで、発作は 1 日に何回もあるとのことです。家族に「動作が止まるだけですか」と質問すると「動作が止まって、会釈するかのように、うなずくような動きをします」とのこと。発作は午前中に多く、学校の先生も、

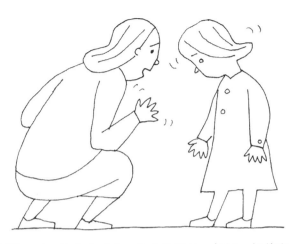

動作が止まることに気が付いているようです。その頻度は、毎日、午前中に 4〜5 回ぐらいです。

　診察室で、深呼吸を繰り返すと、深呼吸の動作が止まりました。そのときに、私が「リンゴ、ミカン、バナナ」と語りかけて、発作が終わったあとに、「いまなにか聞こえましたか？」と質問しましたが、「バナナ」とだけ返事がありました。最初の二つは、発作があったために、答えられなかったようです。

　欠神発作は、『短時間ですが、意識が曇ります。発作の時に、体がピクピクしたり、口元が動いたりすることもあります。』意識が曇る部分発作との鑑別をする必要があります。

　小児の欠神てんかんの患者さんでは、『その持続時間が短く、発作頻度が高いこと（多い人では一日に 10 回以上の場合もあります）が特徴です。発作が深呼吸を繰り返すことで、誘発されやすいのも特徴の一つです。』

　患者さんに、発作の時はどのようになりますかと質問すると、「わからなくなる」とか、「一瞬見えなくなるし、聞こえなくなる」などと説明してくれます。

3：ミオクロニー発作

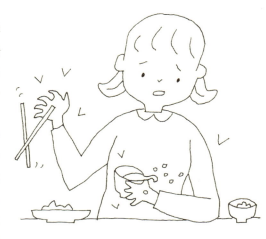

　成美さんは25歳。小学校のときに、てんかんの発作が始まりました。成美さんの話にしたがえば、「一瞬、手がピクンと動いて、箸をとばしたり、味噌汁をこぼしたりします。ピクンとする動きは、両方の手におきて、片方にだけおきることはありません」と。またこの発作が起きる時間は朝で、睡眠不足のときに起きやすいようです。

　ピクンとする動きが、足に現れることはないのかと聞くと、成美さんは「膝がガクッとして倒れそうになったことがあった」とのことでした。「この発作に前兆があるか」と聞くと「（先生が言うような）しびれるような感覚はない」とのことでした。

　ミオクロニー発作は『外見上、体の一部がピクンと一瞬だけ動くものです。ミオクロニー発作が手に現れると、この患者さんのように、手にもっているものを落したり、飛ばしたりします。ミオクロニー発作が足に強くでると尻もちをついて倒れることがあります。』

　患者さんに、ミオクロニー発作の時のことを聞くと「手がピクピクします」「手が勝手に動く」と説明があります。

　患者さんによっては「動いた」と説明してくれるのではなく、「電気が走ったように感じた」「ピリピリした」とか、あたかも（部分発作の中の）感覚性の症状があったかのように表現する場合もあるので、注意する必要があります。

　さらに、ミオクロニー発作は全般発作に分類されますが、右手あるいは左手にだけ強い発作があると訴える患者さんがいるので、部分発作と間違

えないようにします。

一方、全般発作の中のミオクロニー発作と思った「一瞬の動き」が、持続時間の短い部分発作の可能性もあるので注意します。脳波を参考にしないと、判断ができなかった患者さんもいます。

4：強直発作

家族から、「（発作のときに）体がかたくなるけれども、体がガクガクと大きく震えることはありません」という説明があれば、全般発作の一つである強直発作を考えます。

『立位でこの発作になると、突然に、一瞬のうちに倒れてしまいます。強直発作のとき、患者さんは発作のことを覚えていません』。この発作がある人は、この本の3章Ⅳで説明する世名さんのように、知的障がいを合併している場合が多く、発作のときの様子については、患者さんから話を聞けることはまれです。

<u>強直間代発作との鑑別について</u>は、強直発作では強直間代発作のときのように、ガクガクした動きがありません。ガクガクがあったとしても、強直間代発作のガクガクよりも短いものです。

ただし、部分発作にも体がかたくなる発作があるので注意が必要です。体がかたくなったときに、体の動きに左右差があれば、（たとえば右手だけが強く伸びたり、あるいは、頭が右もしくは左に強く回旋したりする動きがあれば）部分発作の可能性を考えます。また体がかたまることを覚えていると述べる患者さんは、発作のときに意識が曇っていなかったと判断して、部分発作の可能性を考えます。

5：脱力発作

家族から「体の力が抜けるとか、突然にしりもちをつく」との報告があれば、脱力発作を考えます。

脱力発作とは、『脱力だけを示す発作です。操り人形の糸が突然に切れたような状態が脱力発作です』。この発作は、小児のてんかん患者さんに、

まれに見られますが、成人の患者さんでは見られません。この発作は非常にまれな発作です。

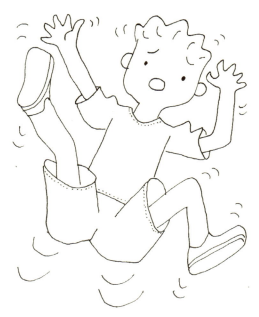

患者さんは、部分発作でも、ミオクロニー発作でも、強直間代発作でも、強直発作でも倒れることがあるので、倒れたからと言って、脱力発作だと早とちりしない方が賢明です。また、強直間代発作や強直発作や部分発作の後に、体の力が抜けてぐったりしている状態は、脱力発作とは呼びません。

6：間代発作

強直間代発作のときには、始めに強直が目立ち、後半で間代（ガクガク）が見られますが、間代発作は前半の強直が欠如しているか、あるいは非常に短いものです。この発作も、めったに見られない発作です。

7．問診をまとめます

これまで説明してきたような部分発作や全般発作があることを考慮しながら、問診を進めます。問診の内容は、患者さんによって千差万別です。問診を終わるときには、患者さんから頂いた情報をもとに、患者さんの発作を私がどのように判断しているかを、患者さんが納得できるように説明する必要があります。

まとめ方の一例を紹介します。

●意識が曇って、しばらく反応がない状態を繰り返しているので、意識が曇ることはてんかんの発作の可能性が高いです。また意識が曇る前に、たびたび胸のあたりが気持ち悪くなるのは、てんかん発作の始まりだと考えます。症状から、てんかんの部分発作だと考えます。脳波検査で部分発作を示す異常があれば、部分てんかんと判断します。

　もう一例を、紹介します。

●バタンと倒れたあとに、全身がガクガクとけいれんする発作を繰り返しているので、てんかんの発作の可能性が高いです。お話を聞く限りでは、発作に前兆はないようです。また、ガクガクとけいれんしているときに、手も足も、左右差なくけいれんしているようです。部分発作と考えていろいろとお聞きしましたが、部分発作の症状がないので、全般発作だろうと考えています。脳波検査に全般発作を示す異常があれば、全般発作と考えますが、脳波に、（予想に反して）部分発作を示す異常があったり、あるいは、異常がなかったりしたときには、考えなおしましょう。

　てんかんだと思ってクリニックに来た患者さんの中には、問診の中で、てんかん発作ではないと考えられる人もいます。問診の中で、てんかんではないと考えた場合にも、脳波検査の結果を見たうえで、てんかんではないとの判断を下すようにしています。

　実はてんかんではなかった患者さんの病名を列記すると以下のようになります。いずれも私がクリニックで経験したものです。（それぞれの病気の詳細については省略させて頂きます。）

・**泣き入り発作**：小さい子どもが、強く泣いたあとに、一時的に息がとまる発作を示します。

・**チック**：体の一部が動いたり、突然に声を出したりします。

・**パニック発作**：突然に息苦しくなったり、強い恐怖感を感じたりします。

・**良性頭囲性めまい**：頭の位置を変えたときにめまいがします。ふらついて倒れることもあります。

・**失神**：失神の中には立ち上がったときにふらふらして意識が曇る起立

性調節障害、不整脈や心筋梗塞などの心臓の病気で意識が曇る心原性の失神などがあります。

・**非てんかん発作**：顔がゆがんだり、手や足が動いたりするので、てんかんと間違えられることがあります。

・**常同行動**：発達障がいがある人が同じ動き（体を前後に動かしたり、手を振ったりする）を繰り返すことがあります。

・**カタトニア**：活動や行為の途中で一時的あるいは長時間にわたって動作が停止して固定することがあります。

・**ナルコレプシー**：日中に突然に眠る状態を繰り返す病気です。

・**発作性運動誘発性舞踏アテトーシス**：動作の始まりに限って、身動きがとれなくなり、ふらふらします。

・**睡眠障害**：夜間睡眠中に歩きまわることがあります。

・**熱性けいれん**：発熱時に限って発作が起きるのが特徴です。

第 2 章

脳波検査

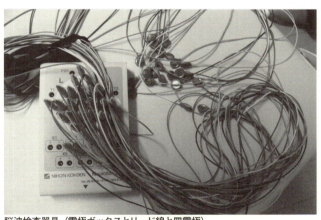

脳波検査器具（電極ボックスとリード線と皿電極）

1．脳波を記録する

　脳波検査は、患者さんの発作がてんかん発作か否か、てんかん発作であればその発作が部分発作か全般発作かを検討するうえで、有力な検査です。脳波検査は頭に電極を付けて、大脳の神経細胞から伝わってくる微細な電気的変化を記録するものです。

　脳波検査は、頭の表面に直径1cmの小さい電極を置きます。電極の真ん中が少しくぼんでいるので皿電極と言います。電極を置く位置は国際式10-20法（テントゥエンティ法）という方法に従っています。テントゥエンティ法の詳細は省略しますが、要するに、次ページの図で示したように、頭のいろいろな部位に電極を置きます。

　微細な電気的変化をうまく記録するために、当院では脳波検査室をシールドルームにして、外からの電気的な雑音が入らないようにしています。

　また、脳波検査の日には患者さんに洗髪をお願いし、さらに、電極を付ける前に脳波の技師が頭皮をアルコール綿でふき取って（アルコールに過敏な人には使いません）、微細な電気が通りやすくしています。さらに電気が通りやすくなるように電極にペーストを付けてから、電極を頭に置きます。

　脳波検査は医師の判断能力が大きなカギを握っていますが、もう一つのカギは、検査技師が医師の手元に電気的な雑音が少なくて、みやすい脳波が届けられるかです。

　電極を付けたあとは、患者さんは、脳波室のベッドの上で横になってもらい、脳波の記録を始めます。覚醒した状態で、記録を始め、覚醒した状態で、光刺激をおこない、次に深い呼吸を反復（過呼吸）してもらいます。光刺激をしたり過呼吸したりして頂く理由は、てんかんの患者さんのなかには、光の刺激や、過呼吸のときに限って、脳波にてんかん発射が記録されることがあるからです。

　脳波の記録は、覚醒している状態で始めて、睡眠するまで続けます。そ

の理由は眠りかけから深い睡眠にうつるところで、てんかん発射がよく記録されるからです。

電極の位置の説明

記録された脳波結果については、発作についての問診を行ったあとに、患者さんに説明しています。私は、診察室で患者さんに、まず脳波の電極の位置を説明します。

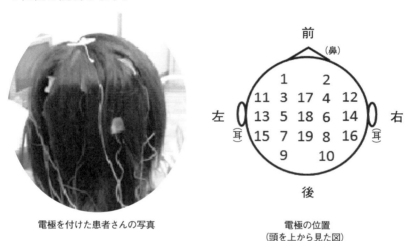

電極を付けた患者さんの写真　　　電極の位置
（頭を上から見た図）

「1の電極は、おでこの左側に、2の電極は、おでこの右側についています。3の電極は1の電極の少し上、4の電極は2の電極の少し上です。5との6の電極は左右の耳を結んだ線の上にあります。7と8の電極は5と6電極の後ろです。9と10の電極は一番後ろにあります。11の電極は左のこめかみに、12の電極は右のこめかみに。13の電極は左の耳の上、14の電極は右の耳の上、15の電極は13の電極の少し後ろに、16の電極は14の電極の少し後ろです。さらに、真ん中の前から後ろにかけて17、18、19番の電極が並んでいます。この他に患者さんの耳たぶにも電極が置かれます」以上が電極位置の説明です。

脳波検査は頭のどの部位に、てんかん発射がみられるかを探す検査です。

前の方においた1や2や3や4の電極にてんかん発射が記録されたときには、てんかんの発射が前頭葉でおきているのだろう、9や10の電極にてんかんの発射が記録されたときには、後頭葉にてんかん発射がおきているのだろうと考えます。また、11や12や13や14の電極にてんかん発射が記録されたときには、側頭葉にてんかん発射がおきているのだろうと考えます。

2．てんかん発射とは

脳波検査で電極をつけて、覚醒している状態でリラックスしていると、アルファ波が記録されます。少し眠くなると、覚醒時にみられたアルファ波は消失し、ハンプと言われる波や、スピンドルと言う波が出現します。さらに、眠りが深くなると背が高くて幅の広い徐波が出現します。レム睡眠になるとレム睡眠の脳波が現れます。このような一般的にみられる脳波に混じりこんでいるてんかん発射を探します。

てんかん発射とは、一般的にみられる脳波の波のなかで、大きな振れとして見られます。一般にみられる波よりも、背が高くて鋭く尖っています。てんかんの患者さんでは、発作がおきていないときにも、多くの患者さんで、このてんかん発射を確認できます。(次頁参照)

クリニックで脳波を検査しているときに、患者さんが発作を起こすことがあります。発作のときには、脳波に非常に大きな電気的な変化が連続します。この電気的な大きなてんかん発射は、過剰発射とも呼ばれています。発作がおきていないときに、脳波に記録されるてんかん発射は、発作が起きているときに比較すると、弱いものですが、これも過剰発射と言えます。

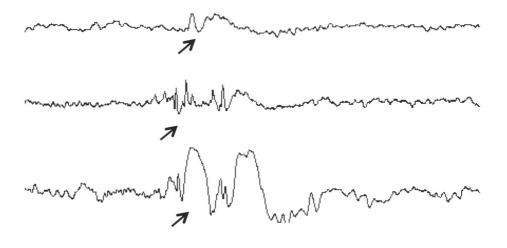

てんかん発射の波形

特徴：①突然に背の高い波が出現
　　　②いろいろな形の波があります
　　　③波の形や出現の頻度と患者が示す発作の強さや頻度とは直接、関係しません

3. 問診の情報と脳波を組み合わせて考えます

問診で得られた発作の情報と、脳波検査で確認されたてんかん発射をもとに、以下のように考えを進めます。(P48〜P49の脳波を参考にして下さい)

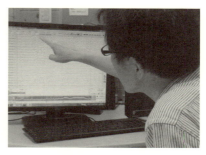

患者さんが「胸に不快感がでて、上に広がるような感覚があります。そのあとに、意識が曇ります」と訴えたときには、患者さんのてんかん発射は側頭葉にありそうだと推測します。この患者さんの脳波に、部分Ⓐ（P48）のような側頭前部や中側頭部にてんかん発射があれば、問診から得られた情報と脳波のてんかん発射の出現部位が合致したと考えます。

患者さんが「右手の指がピクピクして、そのあとに意識が曇ります」と訴えたときには、患者さんのてんかん発射は前頭葉にありそうだと推測します。この患者さんの脳波に、部分Ⓑ（P48）のように前頭極部・前頭部にてんかん発射があれば、問診から得られた情報と脳波のてんかん発射の出現部位が合致したと考えます。

患者さんが、「目がちかちかしたあとに、意識がぼんやりと曇ります。この発作が治療にも関わらず、止まりません」と訴えたときには、この患者さんのてんかん発射は、後頭葉にありそうだと推定します。この患者さんの脳波の後頭部に、てんかん発射があれば、問診から得られた情報と脳波のてんかん発射の出現部位が合致したと考えます。

問診の結果、患者さんの発作が全般発作の中の強直間代発作であろうと考えて、脳波に全般ⒶⒷ（P49）のような全般性のてんかん発射があれば、患者さんは全般てんかんと考えます。

てんかんの診断を考えるときには、発作の内容をもとにして、てんかん発射の出現の部位を推定します。脳波を検査する技師も、このような知識をもって脳波検査をしています。

4．部分発作と全般発作の脳波

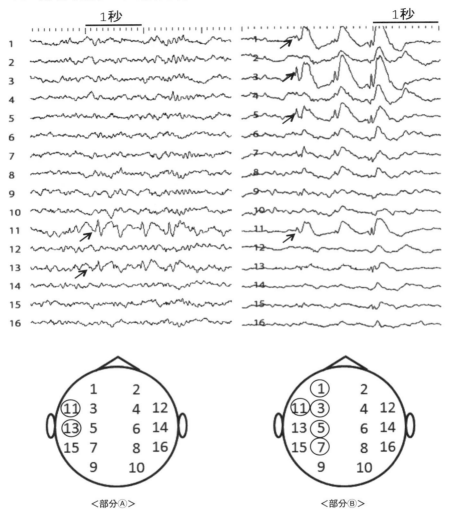

部分発作がある人の脳波

　部分発作がある患者さんの脳波に見られるてんかん発射は、頭の上に置いたたくさんの電極の一部にあらわれます。たくさんの電極に現れる場合にも、振れの高さに左右差があることが特徴です。

2章 脳波検査　49

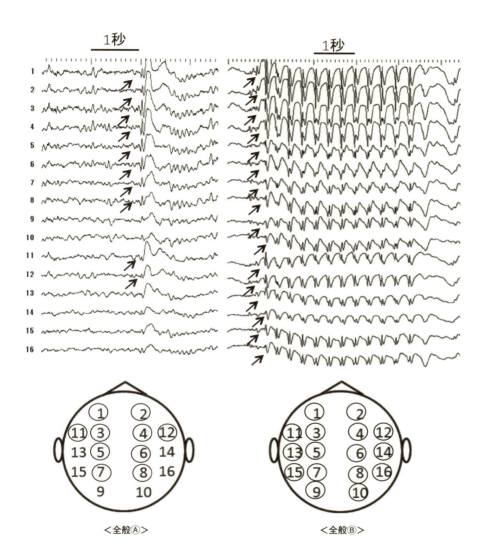

全般発作がある人の脳波

　全般発作がある患者さんに見られるてんかん発射は頭の上に置いたたくさんの電極のどこから始まったかも特定できなれば、左右どちらから始まったかについても特定できない特徴を示します。

第 3 章

てんかんの診断

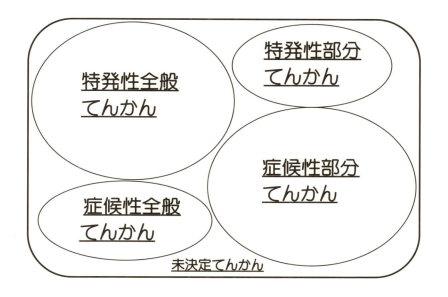

3章 てんかんの診断　53

■てんかんの種類を分けます

　発作の内容と脳波のてんかん発射をもとに、患者さんの発作を部分発作と全般発作に分けました。

　患者さんの発作が部分発作であれば、患者さんのてんかんは部分てんかんとします。患者さんの発作が全般発作であれば全般てんかんとします。

　全般発作か部分発作かを判断できないとき、または、患者さんが部分発作も全般発作もあるときには未決定てんかんとします。

部分てんかんの特発性と症候性

　部分てんかんの中には特発性のグループと症候性のグループがあります。特発性部分てんかんのグループの人は小児期にてんかんが発病し、抗てんかん薬によって発作は抑制されて、思春期には抗てんかん薬を中止できます。

　当院で患者数が多い特発性部分てんかんとしては、中心と側頭部に棘徐波を示す良性小児てんかん（P80参照）があります。また、数は少ないですがパナイアトポラス症候群と言って、頭痛や吐き気を主な症状とするてんかんもあります。

　部分てんかんがあり、かつ、てんかん以外に合併するこころや体の障がいがなければ、特発性部分てんかんの可能性があると考えてください。一方、部分てんかんであることは確かで特発性部分てんかんでなければ症候性部分てんかんと考えてください。それ以上の詳細はてんかんの専門医に話を聞いてください。

全般てんかんの特発性と症候性

　全般てんかんにも特発性のグループと症候性のグループがあります。特発性全般てんかんとは、てんかんはあるけど、てんかん以外の病気や障がいの合併がないてんかんです。

　特発性全般てんかんの発作としては、強直間代発作、ミオクロニー発作、欠神発作のうちいずれか一つ、あるいは複数の発作を持ち、小児期（5歳

ごろ）から思春期（20歳ごろまで）に発病します。発達の障がいや脳の CT 検査や MRI 検査などの画像検査に異常は、原則、見られません。

一方、症候性全般てんかんとは、てんかんに加えて、てんかん以外の障がいを合併しているてんかんと言えます。

症候性全般てんかんの発作としては、強直発作、強直間代発作、ミオクロニー発作、欠神発作、脱力発作、間代発作のうちいずれか一つ、あるいは複数の発作を持ちます。特発性全般てんかんよりも発病年齢が低く、てんかんが発病したころから、こころや体の発達の障がいが見られる方が多く含まれます。

上記の説明が分かりにくい場合には、全般てんかんがあり、特発性全般てんかんでなければ、症候性全般てんかんと考えてください。それ以上の詳細はてんかんの専門医に話を聞いてください。

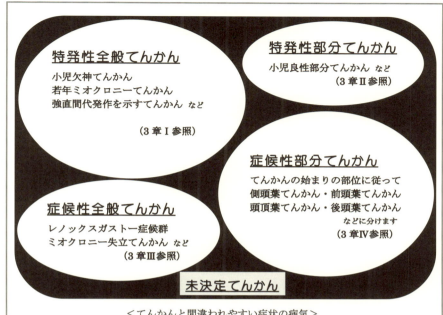

てんかんの種類を図にすると……（上図の説明）

　一番外側の□は私のクリニックの患者さん全体をあらわします。内側の角のまるい■はてんかんの患者さん全体を示しています。てんかんではない患者さんとして発作性運動誘発性舞踏アテトーシス・ジストニア・睡眠障害・失神などと診断した患者さんがいます。

　てんかんの患者さんは4つに分けられます。分けられた4つは、さらに、細かく分かれます。特発性全般てんかんの患者さんは、小児欠神てんかんや、若年ミオクロニーてんかんなどに分かれます。特発性全般てんかん（3章Ⅰ参照）と書いてありますが、この本の3章Ⅰで、特発性全般てんかんの患者さんを紹介することを示しています。塗りつぶしたところは未決定てんかんです。

■患者さんに登場して頂きます

　具体的に4人の患者さんを紹介させて頂きます。

●特発性全般てんかんの結子さん。22歳
　就職が決まったにも関わらず、倒れる発作があると訴えて受診。発作内容と脳波検査と発病年齢などを考慮して、強直間代発作のある特発性全般てんかんと診断しました。

●特発性部分てんかんの遥大君。5歳
　夏休みに、旅行から帰ったあとの夜に、顔面がけいれんする発作があり受診。発作内容と脳波検査と発病年齢などを考慮して、部分発作のある特発性部分てんかんと診断しました。

●症候性部分てんかんの菜緒子さん。28歳
　記憶が途切れる発作があって受診。発作内容と脳波検査と発病年齢などを考慮して、意識が曇る発作（複雑部分発作）がある症候性部分てんかんと診断しました。

●症候性全般てんかんの世名さん。24歳
　世名さんは、体がかたくなって倒れる発作が反復するので受診しました。発作内容と脳波検査と発病年齢などを考慮して、強直発作のある症候性全般てんかんと診断しました。

3章で紹介する患者さんの一覧

	症例1　結子さん	症例2　遥大君	症例3　菜緒子さん	症例4　世名さん
性別	女	男	女	男
田中神経クリニック受診時年齢	22歳	5歳	28歳	24歳
始めての発作がおきた時の年齢	13歳	5歳	20歳ごろ	4か月
発作の時の体の動き	全身がかたくなってガクガクする	顔がピクピク	場面にそぐわない行動	全身がかたくなる
意識障がい	あり	あり/なし	あり/なし	あり
治療に使った薬	バルプロ酸	スルチアム	カルバマゼピン	バルプロ酸・ラモトリギン
薬の治療効果	発作が止まった	発作が止まった	発作が止まった	発作が少なくなった
抗てんかん薬継続や中止	継続中	中止した	継続中	継続中
職業	会社員	小学校入学前	会社員	なし
てんかん発作以外の病気や障がい	なし	なし	なし	運動障がい知的障がい
使っている制度	精神通院医療公費負担	なし	精神通院医療公費負担	療育手帳重度障害者医療費助成障害年金
てんかんの医学的診断	特発性全般てんかん	特発性部分てんかん	症候性部分てんかん	症候性全般てんかん
なぜこれらの症例を紹介するのか（筆者の意図）	抗てんかん薬を服用することで発作が止まり、社会の中で活躍している患者さんが多い	大人になるまでに、抗てんかん薬をやめられるてんかん	半数は抗てんかん薬で発作が止まる。止まらないと生活に及ぼす影響が大きい	抗てんかん薬を使っても発作が止まらない人が多い

I

薬がよく効く特発性全般てんかん

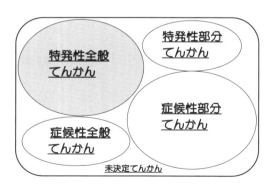

1. 特発性全般てんかんの結子さん

　20XX年3月の下旬に、結子さんは母親とともに、当院を受診しました。結子さんは、大学を卒業し4月から就職することが決まった22歳です。家族にてんかんがある人はいません。結子さんには、外見上にも、診察室での会話の様子にも、特別な症状を感じませんでした。

　中学3年の時、倒れる発作が始まり、繰り返していました。発作は、朝起きたあとや夕方に、おきていました。発作のとき、結子さんは、立位から倒れて、気を失い、全身がガクガクと動きました。
　近くの病院で、前年の11月に、カルバマゼピンという抗てんかん薬を増量したにも関わらず、発作が翌1月と2月にもあったので、当院を受診しました。

診察室での対話（発作の内容を確認）
結子さん　てんかん発作は止まらないのですか。近くの病院の先生が薬を増やしてくれたけど発作が止まらないので、これでは就職しても続かないのではと思って、落ち込みます。
田中　発作のときの結子さんの様子を知ることが、発作の治療を進めるうえで大切です。結子さん、発作がおきた時のことを覚えていますか？
結子さん　先週の土曜日の発作は、夕食を食べたあと、お風呂場に行ったところまで覚えています。そのあと気付いたときは救急車の中でした。

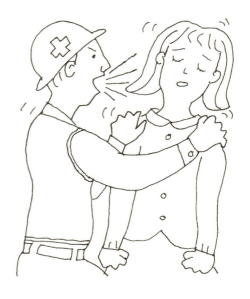

田中　発作になる直前に『発作になりそうだ』と感じましたか?

結子さん　いいえ。これまでの発作はすべて、なんの前触れもありません。

田中　気を失う発作とは別に、手が震えたりあるいはしびれたり、突然に気持ちが悪くなったりとか、目に光が見えたりとか、音が聞こえたりすることは、なかったですか?　結子さんの発作に前触れがあれば、それも参考にしたいのです。

結子さん　先生が質問するようなことはありません。私は、発作のことを覚えていないのです。

田中　おかあさんは、結子さんの発作をご覧になりましたか?

結子さんの母（以下、母）　はい。先週の土曜、私は夕食の後片付けをしていました。お風呂場から『ドタッ』と、大きな音がしたので、行ってみると結子が倒れていました。『結子!』と呼んでも返事がありませんでした。

田中　倒れていた結子さんは、手や足を突っ張っていましたか?

母　手足に力が入って、突っ張っていて、顔がピクピク動いて、顔色が悪く、全身が、ガクガク動いていました。私は怖くなってしまいました。

田中　（結子さんの体の）ガクガクは左の腕の方が強かったとか、右の腕のほうが強かったとか、左右の差はありましたか?

母　右も左も、同じようにガクガクと動いていました。

田中　救急車が家に着いたとき、結子さんは動けましたか?

母　救急隊の方が、横になっている結子の肩を揺らしながら呼びかけると、結子は、うつろな返事をしました。でも、結子は自分一人では動けなかったので、担架に乗せられました。

田中　これまでの発作もほぼ同じですか?

母　これまでも、同じような大きな発作です。

田中　手が『ぴくっ』とするような軽い発作や、ちょっとだけ動作が止まる発作をお母さんは見ていませんか?

母　大きな発作以外は見ていません。

田中　発作は、何時ごろにおきていますか?

結子さん　すべて午前中か夕方です。睡眠不足のときにおきています。

発作症状のまとめから脳波へ

　結子さんの発作は、母親の話にしたがえば、体は、突っ張っていて、ガクガクしていたものの左右差はありませんでした。私は、結子さんの発作は（部分発作ではなく）、全般発作の中の、強直間代発作の可能性が高いと考えました。

結子さん　先生、発作の時の体の動きの左右差は、重要なのですか？
田中　発作の症状に強い左右差があるときには、結子さんの発作が大脳の特定の部分から始まった可能性を考えます。
結子さん　症状に左右差がなかったから、私は全般てんかんと考えていいのですね。
田中　全般てんかんの可能性が高いと考えています。しかしですよ、例えば結子さんの脳波にてんかん発射がなければ、てんかんでない可能性も考えないといけません。
結子さん　てんかんでない場合もあるのですか？
田中　てんかんでなくても倒れたり、倒れてけいれんしたりすることがあります。誤診しないようにするためには、てんかん発作だろうと推定しても、脳波に異常がないときにはてんかんではない可能性も考えます。
結子さん　私の場合は、（発作の）症状からてんかんと考えられるから、脳波検査にてんかんの波があれば、先生はてんかんと判断されるのですね。
田中　その通りです。もう一つ大事なことは、結子さんの症状は全般てんかんだろうと考えて脳波を見るのですが、もし結子さんの脳波に部分てんかんの患者さんが示すような発射があれば、発作は部分発作かもしれないと考えなおします。
結子さん　ところで、前兆があったら、部分てんかんなのですか？
田中　ほかの患者さんの話ですが、手がしびれる前兆に続いて気を失う発作になる人がいます。手がしびれているときは、手に繋がっている脳の細胞が発作になっているものの、発作をおこしていない脳の細胞は、いつも通りに機能しながら、手がしびれている状態を刻々と記憶しています。これはすなわち、一部の脳だけが発作をおこしていると考えられます。

結子さん その患者さんの手のしびれは、軽い発作と考えていいのですね。
田中 その通りです。

脳波のてんかん発射から診断　／部分それとも全般

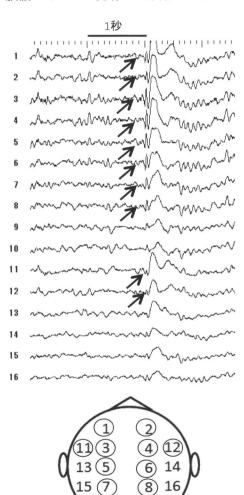

結子さんの脳波

田中 それでは、結子さんの脳波を見てみましょう。矢印の先にてんかん発射があります（左図参照）。てんかんの発射が1列目にも2列目にも、3列目にも4列目にも見られます。このように、右側にも左側にも、同時にてんかん発射が出ているので、全般性のパターンだと判断します。

結子さん 自分の脳波検査に尖がった波が出ていることが分りました。でも、全般性といわれても私にはピンときません。

田中 その通りですね。そこで、全般性ではなく部分性の脳波も見てもらいましょう（次頁参照）。部分てんかんの患者さんの脳波を全般てんかんの結子さんの脳波の右側に置いたので比較してください。右側の脳波を見ると、11列目と13列目に尖がった波や、大きな波が見られます。他の部位には見られません。左側の結子さんの全般て

3章Ⅰ 薬がよく効く特発性全般てんかん　63

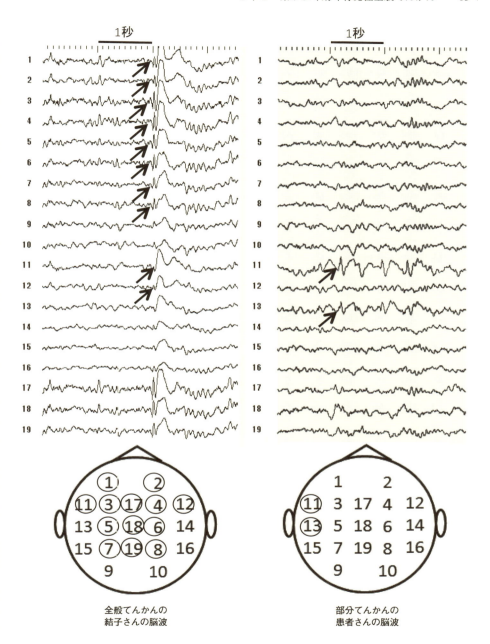

全般てんかんの
結子さんの脳波

部分てんかんの
患者さんの脳波

んかんの脳波とは異なります。

結子さん　私の脳波と、部分てんかんの方の脳波の違いを見せてもらって、私の脳波が全般てんかんのパターンであることが分りました。

治療を検討

結子さん　田中先生、私のてんかんは治しにくいのですか？

田中　治しやすい方に入ります。結子さんのように、てんかんはあるけれども、てんかん以外に脳の障がいがない人は抗てんかん薬がよく効きます。

結子さん　でも私の発作は止まっていません。

田中　結子さんは特発性全般てんかんです。いま結子さんがのんでいる薬はカルバマゼピンです。カルバマゼピンは部分てんかんの発作に使う薬です。

結子さん　私は全般てんかんなのに部分てんかんの薬を服用していたのですね？

田中　その通りです。結子さんにはバルプロ酸が、ぴったりの薬だと考えます。

結子さん　その薬には副作用はないのですか？

田中　副作用は考慮しておく必要があります。特に女性の場合には、子どもに対する影響を考える必要があります。バルプロ酸は大量に服用すると子どもに影響がでるとのデータがありますが、1日600mg以下ならば、問題ないと言われています。1日600mgを服用して様子を見ましょう。

診療メモ

〜薬の量の表記〜

本書では薬の量は一日分の量を記載しています。その方が患者さん同士の薬の量を比較しやすいからです。患者さんの生活環境や体調、薬の内容によって回数を調整することもあります。

その後の経過

　結子さんは、当院に通院を続けています。バルプロ酸を服用してからは１回も発作がありません。仕事を続け、昨年、結婚しました。

　結子さんは医療費の自己負担額を軽減するために、精神通院医療公費負担の制度を使って、医療費（当院に支払う医療費と薬局で支払う薬剤費）の自己負担を少なくしています。

診療メモ

〜薬の成分名と販売名〜

抗てんかん薬を、薬の成分名で呼ぶ場合（一般名）と、薬の販売名で呼ぶ場合があります。バルプロ酸は一般名で、バルプロ酸を含む薬の販売名としては、デパケン（キリン協和）、セレニカ（興和薬品）、ハイセレニン（日本オルガノン）などがあります。カルバマゼピンを含む販売名はテグレトール（ノベル）、レキシン（第一三共）、カルバマゼピン（共和薬品）などがあります。この本では、薬の一般名を記載しています。販売名を確認したいときには、巻末の薬の一覧表を見てください。

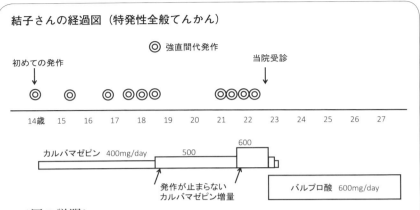

<図の説明>
横軸は年齢です。14歳から27歳まであります。横軸よりも上にある◎は、結子さんの発作を示しています。横軸より下は、結子さんが服用した薬の経過を示しています。

当院を受診したあとに、カルバマゼピンを中止して、バルプロ酸を開始しました。その後、発作はありません。

特発性全般てんかんについて

　結子さんのてんかんを、**特発性全般**てんかんと診断しました。特発性全般てんかんの患者さんは、強直間代発作、欠神発作、ミオクロニー発作いずれか一つ、あるいはこのうちのいくつかの発作を示します。特発性全般てんかんの患者さんは、てんかん発作はあるものの、合併する病気や障がいは、原則ありません。

　特発性全般てんかんはさらに、いくつかに分類されます。結子さんのように強直間代発作を示す特発性全般てんかん、欠神発作を示す小児欠神てんかん、ミオクロニー発作が中心の若年ミオクロニーてんかんなどです。

２．特発性全般てんかんを理解するための追加症例

追加症例１　特発性全般てんかんの中の小児欠神てんかん

　当院に初診した当時は、小学校４年生の悟君。２学期が始まってから、授業中にぼーっとすると、学校の先生から家族に連絡がありました。

　家族は、学校の先生から連絡が入る１年ほど前から、悟君が食事中に動作が止まることに気づき始めました。動作が止まった時に、母親が悟君に声をかけても、反応しないことがあったものの、10秒もしないうちに動きが始まり返事が返ってきて、もとの状態に戻ったので、病気とも思わず、医療機関も受診しませんでした。

　初診時にも、毎朝、食事中に同じような状態が見られていました。

　当院で記録した脳波（次頁参照）には、連続して出現する全般性のてんかん発射が記録されました。

　発作は欠神発作と判定し、てんかんの診断は、特発性全般てんかんの中の小児欠神てんかんと考えました。バルプロ酸を400mg/dayで開始して、その後600mg/dayに増量したところ、授業中にぼーっとする状態はなくなりました。19歳になった悟君は、現在大学に通っています。

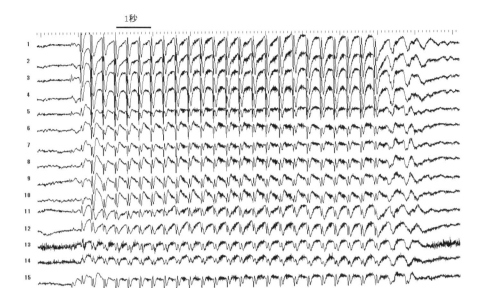

悟君の脳波

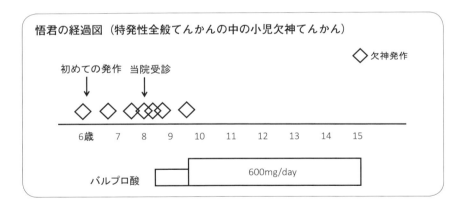

追加症例2　特発性全般てんかんのなかの若年ミオクロニーてんかん

26歳の咲子さん。母親とともに当院を受診。

15歳ごろから、寝不足で起床した朝は、手がピクンと動いて、食事中にコップの水をこぼしたり、ペンを飛ばしたりすることがありました。手がピクンとしても、気を失うことはありませんでした。高校に入学後、倒れて、全身がガクガクとけいれんする発作があり救急車で病院に運ばれ、てんかんと診断されました。バルプロ酸1000mg/dayを服用してからは、手がピクンとする発作や、倒れて全身がけいれんする発作は消失。

バルプロ酸を服用したあとに全身がけいれんする発作が見られなくなった咲子さん。妊娠中にバルプロ酸を服用している妊婦さんから生まれた子どもに、よくない影響がでるとの情報を知り、結婚を機に、自分の判断でバルプロ酸を中止しました。すると、バルプロ酸を中止したあとに、ものを落とす発作が毎週のように出現。意識を失い全身がけいれんする発作が月に1～2回おこるようになりました。そこで当院を受診しました。

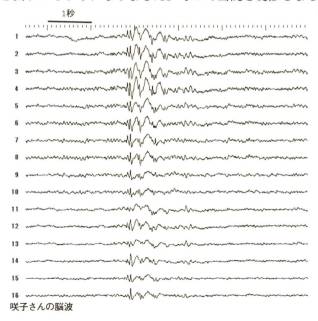

咲子さんの脳波

当院で記録した脳波には、全般性のてんかん発射が見られました（前頁参照）。

　この発作の症状と脳波を参考にして、手がピクッと動く発作はミオクロニー発作、全身がけいれんする発作は強直間代発作と判断。

　咲子さんに出産の希望があることを考慮して、バルプロ酸は600mg/dayだけを服用。ミオクロニー発作があるものの、強直間代発作はなくなっていたのでバルプロ酸以外の抗てんかん薬は追加しないで経過観察しました。元気な赤ちゃんを出産したあと、咲子さんは、次の妊娠を望みませんでした。そこで、バルプロ酸に加えて、レベチラセタムを追加したところ、ミオクロニー発作の程度が軽くなって、手からものを落とすこともなくなりました。

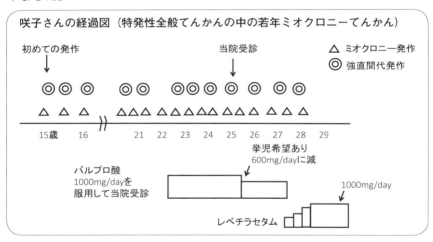

3．特発性全般てんかんの治療

抗てんかん薬の選択

　特発性全般てんかんの患者さんは、従来からあるバルプロ酸を中心とした薬によって、ほとんどの人の発作が抑制されて、仕事や日常生活に支障がなくなります。バルプロ酸を使っても強直間代発作が止まらなければ、フェノバルビタールやクロナゼパムやクロバザムやゾニサミドを、ミオク

ロニー発作が止まらなければクロナゼパムやクロバザムを、欠神発作が止まらなければエトスクシミドを使ってきました。

特発性全般てんかんの強直間代発作に、「従来からの薬と新しい薬のどちらが、有効か」と聞かれることがあります。従来からあるバルプロ酸を使っても止まらなかった発作が、新規のトピラマートやレベチラセタムを服用したあとに止まった症例を少数例ですが経験しています。しかし、私の経験では特発性全般てんかんの患者さんの発作は、バルプロ酸を中心とした従来の薬を使った治療で発作がほぼ抑制されます。このために、当院では、特発性全般てんかんの患者さんに対して、新規抗てんかん薬を使った症例は少ないのです。したがって、従来からある薬か新しい薬か、どちらが有効かという、この質問にお答えするには、もう少し時間がかかりそうです。

もう一つ大事な事があります。バルプロ酸と生まれてくる子どもに与える影響についてです。バルプロ酸は特発性全般てんかんの発作に有効ではありますが、大量に服用している女性から生まれてくる赤ちゃんに奇形が生じる可能性が高いとの報告があります。この件は非常に重要な問題なので、第5章でお話ししますが、バルプロ酸はどれぐらいの量まで大丈夫なのか？については、とりあえず、1日600mg以下なら、ほぼ大丈夫と覚えておいてください。

抗てんかん薬の服用期間

薬を服用し始めてから発作が5年も10年もなければ、抗てんかん薬をやめたくなるのが人情です。ところが、特発性全般てんかんの人が抗てんかん薬を中止すると、発作が再発しやすいのも、特発性全般てんかんの特徴です。特発性全般てんかんの人で、強直間代発作が10年以上抑制されていたものの、バルプロ酸を中止したあとに、強直間代発作が再びあった人を経験しています。継続したほうが無難です。

4．特発性全般てんかんがある人の生活

　特発性全般てんかんの患者さんの中には看護師・薬剤師・公務員（市役所などの行政職）・教諭、医師として働いている人がいます。結子さんのように企業で働く人も多くいます。運動についても、スポーツの全国大会に出場したり、神奈川県の選抜チームに選ばれたりした人もいます。子どもを出産している女性も多くいます。

　運転免許については、特発性全般てんかんの患者さんは、適切な抗てんかん薬を服用すれば、治療によって運転免許取得の条件となる2年以上発作が無い状態になることが十分に可能です。実際に運転をしている人も多くいます。

5．特発性全般てんかんがある人が使う福祉制度

　特発性全般てんかんの患者さんのほとんどは、治療によって発作はコントロールされます。しかしながら、治療を中断すると発作が再発しやすいのも、特発性全般てんかんの特徴です。治療を続けるため、自立支援医療のなかの精神通院医療費公費負担の制度を使っている人が多くいます。この制度を使うと、病院やクリニックでの外来診療でかかった医療費（再診料や検査などの医療費）や薬局でかかった医療費（薬剤指導料や薬の費用）の自己負担が1割になります。ただし、公的保険適応の医療費に限ります。この制度は外来通院の医療費を軽減するものなので入院の費用は対象にはなりません。てんかんとは関係のない病気の治療（例えば風邪の時にかかった検査や薬の医療費）なども対象になりません。また収入によって1か月間の自己負担金の上限に幅がありますので、詳細は役所や医療機関で確認してください。

診療メモ

～新規抗てんかん薬について～

　従来の抗てんかん薬（フェノバール、フェニトイン、カルバマゼピン、ゾニサミド、クロザバム、プリミドン、エトスクシミドなど）を使っても発作が抑制されない患者さんに対して、新規抗てんかん薬を使い、発作が抑制されて、生活への障害が改善された患者さんをたくさん経験しています。

　日本では2006年から新規の抗てんかん薬が次々と発売されました。ガバペンチン（2006年）、トピラマート（2007年）、ラモトリギン（2008年）、レベチラセタム（2010年）、スティリペントール（2012年）、イノベロン（2013年）、ペランパネル（2016年）、ラコサミド（2016年）、サブリル（2016年）です。

　当院においても、従来からの抗てんかん薬を第1選択薬としてきましたが、これからは新規抗てんかん薬が第1選択薬になる可能性があります。

　日本てんかん学会では2010年6月に「新規抗てんかん薬を用いたてんかんの薬物治療ガイドライン」を発表しています。

II

薬をやめられる特発性部分てんかん

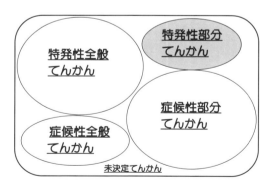

1. 特発性部分てんかんの遥大君

　患者さんは初診時に5歳だった遥大(はると)君です。遥大君は、幼稚園ではみんなと元気に遊ぶ利発な男の子。てんかんの原因になるような病気をしたこともなく、またこれまでの発達に何も問題はありません。

　20XX年8月に、小児科医が書いた紹介状を持参して、母親とともに当院を受診しました。紹介状には「部分てんかんと診断して、カルバマゼピンを使ったが発作が止まらない。また、頭の画像検査（MRI検査）に異常はない」と、書かれていました。

診察室での対話（発作の内容を確認）
田中　遥大君が発作になったとき、お母さんは何で、遥大君の発作に気付きましたか？
遥大君の母（以下、母）　九州から横浜に帰ってきた日の夜でした。遥大が寝ている部屋から、突然に声がしました。変だと思って、行ってみた瞬間ビックリしました。顔が右を向いて、ひくひくと動いていました。『はると！』と呼びましたが返事はなかったのです。慌てて私は『おとうさん！』と大きな声で、夫を呼びました。
田中　手や足もピクピクと動いていましたか？
母　びっくりしたので、よく見ていません。
田中　救急車が来たとき、遥大君の発作は止まっていましたか？
母　ピクピクはおさまって、遥大は泣いていました。
田中　救急車の中ではどうでしたか？
母　私がずっと抱きかかえていました。遥大

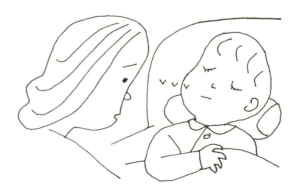

は眠っていました。病院では、救急外来の先生が診察をして、『1週間後に脳波検査を受けてください』と言われました。

田中　その後、発作はありましたか？
母　翌日から、心配しながら遥大のそばにいました。寝る時に遥大の顔を見ていると、少しだけ右の頬がピクピク動きました。
田中　救急車を呼ばなかったのですか？
母　初めての発作と比較すると軽かったので救急車を呼んでいません。1週間後に病院で、脳波検査を受けました。部分てんかんと診断されて、カルバマゼピンが処方されました。
田中　カルバマゼピンを服用したあとに、遥大君の発作はよくなりましたか？
母　カルバマゼピンを服用した夜、眠るとすぐに遥大の顔が一瞬動きました。まもなく遥大の顔の右側が歪みました。繰り返し顔が歪んだり、ピクピクしたりしていました。カルバマゼピンを始めたばかりなので発作があっても仕方がない、カルバマゼピンがそのうち効いてくるだろうと思っていました。しかし、翌日の夜も、その翌日の夜も遥大の顔がピクピクするので、カルバマゼピンは効いていないと思い始めました。
田中　目覚めているとき、遥大君に発作はないのですか？
母　発作は眠っているときだけです。
田中　目覚めているときに、ピクっとしたり、目がうつろになってぼーっとしたりすることはありませんか？
母　それはないです。

発作症状のまとめから脳波へ
田中　遥大君の発作は、眠りかけに起きていますね。その内容は、顔の右側がピクピクしたり、歪んだりしています。体の一部が動いているから、部分発作と考えます。
母　前の病院でもそのように言われましたが。
田中　脳波を見てみましょう。上向きに尖がっている波（右図の矢印の先）がてんかんに関係する波と考えてください。5列目や7列目や13列目や

3章Ⅱ　薬をやめられる特発性部分てんかん　　77

15列目に鋭く尖がった波が出ていますね。発作のお話と、脳波の突発波の特徴から、部分てんかんは確かです。

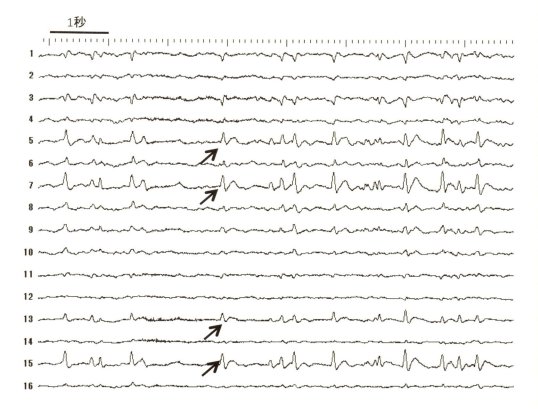

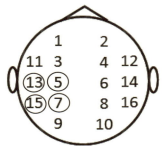

遥大君5歳時の脳波

治療を検討

母　遥大は部分てんかんだから、カルバマゼピンを使っているのですね、それでいいのですね。

田中　治療としてカルバマゼピンを使うことについて、遥大君のてんかん診断から考えてみましょう。遥大君は、顔面がピクピクします。発作は、眠り始めに限って見られます。脳波には中心部や側頭部にてんかん発射が繰り返し出ています。これらの特徴から、私は、小児の特発性のてんかんと考えます。遥大君の経過にてんかんの原因になるような病気がないこと、発達の遅れがないこと、先方の先生から頂いた MRI 検査にも異常がないことなどは、この診断に矛盾しません。

田中　遥大君は、薬で発作が止まって、中学校に入るころには薬をやめられると思います。治しやすいてんかんです。良性のてんかんと考えてください。

母　前の先生が出してくれたカルバマゼピンという薬で発作が止まらないのに、良性といえるのでしょうか。カルバマゼピンが効かないのは、遥大のてんかんは、難しいてんかんだからなのではないでしょうか？

田中　遥大君のような発作を持っていて、中心部や側頭部に脳波の発射が反復するグループに入る人は、抗てんかん薬であるカルバマゼピンが発作に対して無効のことがあります。私は、遥大君のてんかんには、スルチアムを使います。てんかんの中では治しやすいし、また思春期までには薬をやめられるので、良性といえます。

母　大丈夫ですか、心配です。

田中　薬を変えても発作が止まらないときには、電話をしてください。

母　発作があったときには、救急車を呼んだ方がいいですか？

田中　このてんかんでは、救急車を呼ぶ必要はありません。

母　学校の宿泊学習に参加させてもいいですか？

田中　参加しましょう。

母　プールに、入っても大丈夫ですか？

田中　遥大君は、睡眠するときに限って発作がでます。プールは心配ないです。みんなと同じようにプールに入ってもいいでしょう。

診療メモ

～部分てんかんとカルバマゼピン～

症候性部分てんかんの患者さんの発作に対しては、カルバマゼピンがよく使われます。しかし、特発性部分てんかんの患者さんにカルバマゼピンを使うと発作の頻度が増加する患者さんがまれにいます。

その後の経過

カルバマゼピンをスルチアムに変更後は、発作は一度も見られませんでした。10歳からスルチアムを少しずつ減量して、中止しましたが、発作は観察されていません。遥大君が11歳になった時の脳波には、5歳時に見られたてんかん発射が消えていました（下図参照）。

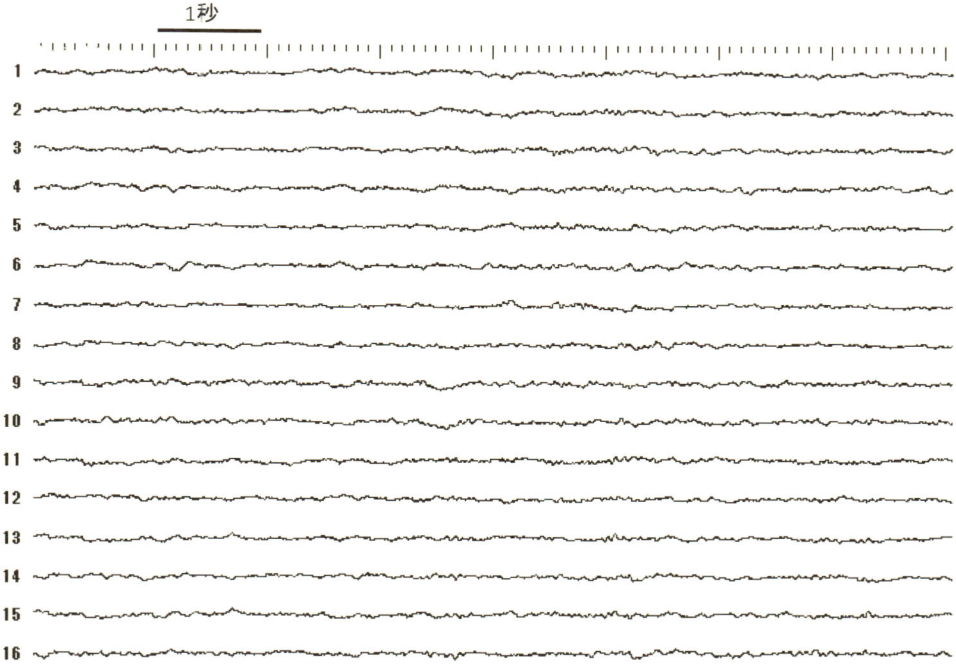

遥大君11歳時の脳波

２．特発性部分てんかんの診断と治療

　遥大君の発作は、顔面の右側がけいれんしていました。また脳波には左側にてんかん発射を認めました。以上から、遥大君の発作は部分発作と判断できます。脳波のてんかん発射をよく見ると、中心部（電極の番号５番や５番）や側頭部（13番や15番）にてんかん性の発射が反復しています。また４歳から５歳ごろに発病していることも考慮して、特発性部分てんかんの中の、中心・側頭部に棘波を示す良性小児てんかんと診断しました。英語では Benign Epilepsy with centro-temporal spikes と言い、それぞれの単語の頭文字をとって、BECTS と略します。

　このてんかんでは症状が軽いとき、例えばその症状が顔面の一部の軽いけいれんだけにとどまる場合には、抗てんかん薬を服用しないで経過観察することもあります。抗てんかん薬としては、私はバルプロ酸やスルチアムを使います。
　特発性部分てんかんの発作に対して、症候性の部分てんかんでよく使われるカルバマゼピンが無効である症例がみられることに注意が必要です。

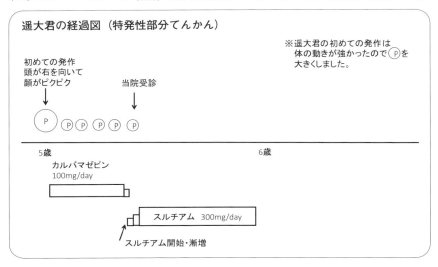

3. 特発性部分てんかんがある人の経過

　遥大君のてんかんは特発性部分てんかんと診断されました。当院に来院した特発性部分てんかんの患者さんの中では、中心・側頭部に棘波を示す良性小児てんかんの患者さんが多く、60人近くの人がこれまで受診し、小学5年生か6年生までに、遅くとも高校入学ぐらいまでに、抗てんかん薬を中止できています。

　この中に、BECTSと同様に良好な経過をとるパナイアトポラス症候群があります。

　特発性部分てんかんがある人には、てんかん以外に、身体や精神に発達の障がいは、みられません。よって、特別支援学校や養護学校に入った人はいません。

　特発性全般てんかんの患者さん（3章I参照）と、この章で説明した特発性部分てんかんの患者さんはてんかん患者さん全体の半数を占めるといわれています。てんかんの患者さん全体を見渡すと結子さんのように抗てんかん薬を服用しながら、あるいは遥大君のように抗てんかん薬を中止したあとに社会参加している人の方が多いのです。

III

約半数は薬が効く症候性部分てんかん

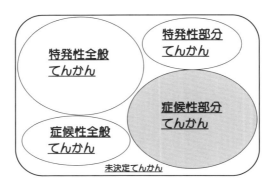

症候性部分てんかんの患者さんのおよそ半数は、抗てんかん薬を服用することによって発作が抑制され、発作に妨げられることなく生活しています。一方で、抗てんかん薬による治療にも関わらず発作が止まらない人もいます。

1．抗てんかん薬で発作が止まった症候性部分てんかんの菜緒子さん

診察室での対話
　菜緒子さんと母親、そして菜緒子さんの夫の3人が、クリニックの診察室に入りました。菜緒子さんの夫から、返事をしなくなる発作があるので、その発作について診てほしいと依頼があったのです。

発作中の記憶がない
田中　ご主人が、菜緒子さんは、返事をしなくなる事があると言っていますが、自分では、その時の状況を覚えていますか？
菜緒子さん　『返事をしなくなる』と、夫から言われても、私は覚えていないので、わかりません。

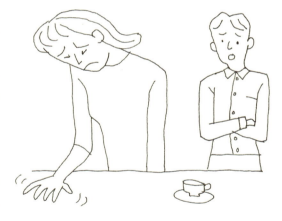

田中（夫の方を向いて）　返事をしなくなったとき、菜緒子さんの表情や手はどのようになっていますか？
夫　返事をしないときは、嫌そうな苦虫をかみつぶしたような顔をしています。
菜緒子さん（夫の顔をみながら）　え、そんな顔しているの？　私にはわかりません。

田中（夫の方を向いて）　手はどのように、なっていますか？

夫　テーブルの上を拭くかのように手が動いています。『菜緒子、菜緒子』と声をかけるのですが、返事はないです。

菜緒子さん（驚いた表情で）　手が動いているの？　私は覚えていません。

田中　菜緒子さんにお聞きしたいのですが、苦虫をかみつぶした顔も、手の動きも、菜緒子さん自身は覚えていないのですね。

菜緒子さん　はい、言われても、わかりません。覚えていません……。

田中　それでは、発作があったことは自分でわかりますか？

菜緒子さん　自分はいま何をしていたのだろうと思うことがあります。先日、ソファーに腰かけているとき、髪が十分に乾いていないことに気付きました。しばらくして、私は洗面台で髪の毛を洗い始めたことを思い出しました。しかしその後を覚えていないのです。気がついてから、洗面台に行ってみると、洗面台の前の床に、たくさんの水がこぼれていました。シャンプーがシンクの中に落ちていました。洗面台の周りのいつもと違う状況を見て発作があったのではないかと思いました。

発作の前兆

夫　菜緒子が、気持ち悪いと時々いいますが。

田中　菜緒子さんにお聞きしますが、どんなふうに気持悪いのですか？

菜緒子さん　なんか胸のあたりが、ムカムカします。

田中　ムカムカしたあとに、気を失うことがありますか？

菜緒子さん　そうかもしれません。

夫　私が見ている限りでは、菜緒子は『気持ち悪い』と言ったあとに、返事をしなくなり、苦虫をかみつぶした顔になります。

田中　まとめると、菜緒子さんは、気持ち悪くなったあとに、返事をしなくなって、苦虫をかみつぶしたような表情になって、手が動くことがあるのですね？

夫　そうです。

田中　ご主人はどれくらい発作を見ていますか？

夫　週に１〜２回、発作を見ています。

電話中の発作

田中 ところで、お母さんは、菜緒子さんが気を失っている状態をご覧になったことがありますか？

母 先日、夜7時ごろ、菜緒子と電話で話している時に、菜緒子が『気持ち悪い』と言うので、『奈緒ちゃん、どうしたの』と言ったのですが返事がなくて、しばらくすると『うん、うん』という菜緒子の声が聞こえて、そのうち、受話器を落としたような音が聞こえました。

田中（菜緒子さんの夫を見て） ご主人はそばに居ましたか？

夫 その時、私は、職場から帰宅するところでした。お母さんから菜緒子がおかしいと、携帯に電話があったので、自宅に急ぎました。

田中 ご主人が帰宅したときの菜緒子さんの様子はどうでしたか？

夫 母から電話をもらってから10分後に、家につきました。リビングに入ると菜緒子がソファーに座っているので、大丈夫かと聞くと『うん』と返事をしました。その時の様子では、菜緒子に発作があったのかどうかはわかりませんが、電話の子機が床におちていたので、菜緒子に発作があったと直感しました。

田中 菜緒子さんは、お母さんと電話していたことを覚えていますか。

菜緒子さん 母から電話がかかってきたことは、覚えているのですが、そのあとは記憶がありません。

発作症状のまとめ

田中 菜緒子さんは、発作になる前に気持ち悪くなる前兆があって、発作のときに、気を失って、返事ができなくなり、手が動いています。前兆があってから意識が曇っていることや、意識が曇りながら手が動く発作の様子から、菜緒子さんの発作は部分発作だろうと考えます。

菜緒子さん 部分発作とは、なんですか？

田中 『気持ち悪い』と感じているとき、菜緒子さんの脳の一部だけが発作になっていると私は考えます。脳の一部が発作に巻き込まれていても、その他の脳はいつも通りに働いていて、『気持ち悪い』状態を記憶しています。一部の脳だけが発作をおこしていると考えられるので、部分発作と考えます。

菜緒子さん　やっぱり私はてんかんなのですか？

田中　脳波にてんかん発射があれば、てんかんだと考えます。脳波を見てみましょう。

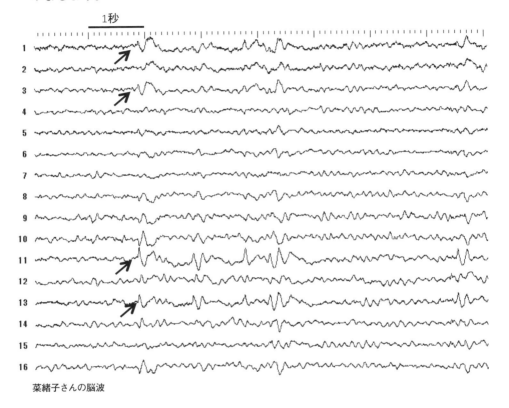

菜緒子さんの脳波

脳波検査

田中　菜緒子さんの脳波を見ると、電極の位置で言うと1番3番、はっきりしているのは11番と13番にてんかん発射が記録されています。11番と13番は頭の横なので、私たちは側頭部と呼んでいるところです。

菜緒子さん　私はてんかんですか？

田中　ご主人やお母さんの話をもとに考えると、菜緒子さんは、同じ内容の発作を反復しています。また脳波に部分性のてんかん発射があります。

ですから、部分てんかんと考えられます。また、小児でみられる特発性の部分てんかんとは考えにくいので症候性部分てんかんと考えます。

菜緒子さん　私は倒れることもありません。からだがけいれんすることもありません。それでもてんかんですか？

田中　倒れなくても、体がガクガクとけいれんしなくても、てんかんのことがあります。

菜緒子さん　てんかんという病気は、倒れる病気ですよね？

田中　倒れないてんかんの発作もあります。

菜緒子さん　どうしたらよいのですか。治るのですか？

診断から治療へ

田中　菜緒子さんは部分発作を繰り返しているので、カルバマゼピンというてんかんの薬を始めます。菜緒子さんと同じような発作の人が10人いたとしましょう。そのうちの、半数はカルバマゼピンで発作が止まります。止まらないときには、カルバマゼピン以外の薬を使いましょう。カルバマゼピン以外の薬として、ラモトリギン、レベチラセタム、トピラマートなどを使います。

菜緒子さん　手術はしないのですか？

田中　手術をする患者さんは、①薬による治療で発作が止まらない人、②症状や脳波や脳の画像の検査をして、てんかんの発作がどこから始まっているかがはっきりわかる人、③脳の一部を切除したあとに、生活を大きく障害する合併症が出ないことが、術前の検査で確認できた方に限って手術を考慮します。薬物治療を省略して、直ちに手術することはしません。また、患者さんが手術に同意しないときは、外科の先生も手術をできません。

夫　先日、スーパーのレジで、お金を払うときに、菜緒子の動きが止まったので、私が、（菜緒子に代わって）菜緒子が持っていた財布から、お金を支払いました。菜緒子が一人でいたら、お金を払えないから、周りの人に迷惑がかかったかもしれません。早く発作を止めてください。

菜緒子さん　私も、同じ気持ちです。

菜緒子さんの、その後の経過

菜緒子さんは、発作を止めるために、カルバマゼピン200mg/dayを開始しました。1か月後にカルバマゼピン300mg/dayに増量、2か月後に400mg/dayに増量しました。その後、気持ち悪くなることも、意識が曇ることもなくなりました。現在、カルバマゼピン400mg/dayを継続しています。

発作が止まってからは、発作に対する心配がなくなり、表情が明るくなったと、夫から報告がありました。その後、菜緒子さんは、カルバマゼピンを服用しながら男児を出産。子どもが2歳になってからは、保育園に子どもを預けながら、福祉施設で働いています。発作が消失してからは、3か月に1回通院しています。福祉制度としては、自立支援医療の中の精神通院医療公費負担を使っています。

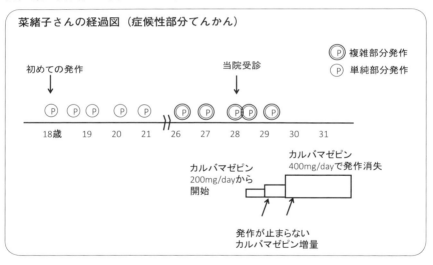

２．薬を服用しても意識が曇る発作を繰り返す人の追加症例

電車の中にカバンを忘れた匠さん（47歳、会社員）

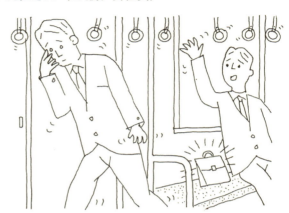

　仕事が終わって、会社近くの駅から電車に乗りました（この時点までの記憶は、本人に残っています）。いつも降りる駅の改札のところで、持っているはずのカバンが右手にないことに気が付きました。匠さんは、電車の中のことや電車を降りたときの記憶がないので、発作になったのかもしれないと思いました。

　駅に戻って、「かばんを電車の中に置き忘れたかもしれない」と匠さんが駅員に説明すると、駅員は「電車の終着駅にある遺失物取扱所の電話番号はこれです。明日、電話をするようにしてください」と。

　翌朝、匠さんが遺失物取扱所に電話をかけると、匠さんのものらしい黒いカバンが届けられているとの返事がありました。

　さっそく、その駅の遺失物取扱所に行きました。そこで匠さんは駅員からカバンとメモを受け取りました。メモの主はカバンを駅員に預けてくれた人で、メモには「貴殿がカバンを座席に置いたまま電車を降りようとしたので、『カバンを忘れていますよ』と声をかけました。返事がなかったので、駅員のかたにカバンを預けました。余計なことかもしれませんが、右手で何度も顔を触っておられました」と。

　家族や職場の同僚の話にしたがえば、匠さんの動作や会話が止まったりすることで、周囲の人は、匠さんの発作が始まったと気付きます。

同僚が顔を見ると、唇が白くなっていて、視線は合いません。次に右を向いたり左を向いたりする動きが始まり、右手で自分の顔を触りはじめます。同僚が「匠さん大丈夫ですか」と話しかけると、「はい、はい」と返事をしながら、机の引き出しを開けたり、机上の書類を触ったりしながら、およそ5分後にもとに戻ります。

　匠さんは、発作のときに自分がどのような動きをとっていたか覚えていません。「はい、はい」と返事をしていたことも覚えていません。

　匠さんの発作は、大学院入学後に始まり、症候性部分てんかんと診断されて、カルバマゼピン・フェノバルビタール・フェニトイン、ゾニサミド、クロバザム、ガバペンチン、トピラマート、ラモトリギン、レベチラセタムといった、様々な抗てんかん薬を使って治療してきましたが、発作は止まりませんでした。

　発作が止まらないので、てんかんセンターと言われる病院で検査を受けましたが、外科医から「匠さんの場合は、手術でどこを切除したら良いのか決められないので、手術は出来ない」と言われました。

　現在、匠さんは当院で治療を続けていますが、意識が曇る部分発作（複雑部分発作）が月に8回程度の頻度で反復しています。

　福祉制度としては、自立支援医療の精神通院医療公費負担を使っています。

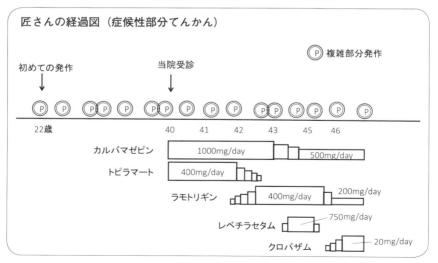

倒れて怪我する仁さん（31歳、男性、家事手伝い）

　意識が曇る部分発作があるてんかんの患者さんの中には、発作のときに体がかたまって、その結果姿勢が崩れるために、倒れる患者さんもいます。

　最初の発作まではどこにも異常のなかった仁さんですが、受験勉強をしていた17歳のとき、発熱した2日目に体がガクガクとけいれんし、けいれんが終わったあとも意識が回復しないため病院に搬送されて、集中治療室に入院しました。その後も5日間ほど発熱があり、意識が曇った状態が続き、体が突っ張るけいれんを反復しました。

　診断はウイルス性脳炎でした。1か月近く入院しましたが、退院したあとも、意識が曇って、体がガクガクする発作が月に10回程度の頻度で反復しました。

　退院して1年ほど経過しても表情の動きが乏しく、体の動きや話し方も脳炎にかかる前に比較すると遅くなりました。家族が「受験に再挑戦すれば、元気づくのでは？」と期待して、仁さんを予備校に行かせましたが、本人は授業がまったくわからないため受験を断念。今は、自宅で家事や父の会社の手伝いをしています。

　家族の話では、仁さんは発作のときに、突然、体に力が入り、姿勢が左に傾くや否や倒れます。倒れた後には、頭部を左向きにして、左上肢が上に伸びて身体全体がかたくなります。仁さんは、家族が支えなければ床に倒れるので、家の床にマットが敷き詰められています。また、食事は、椅子

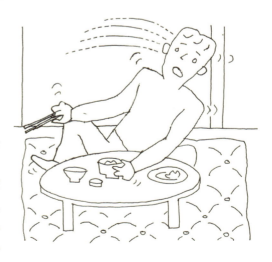

に座るテーブルを使わずに、座卓を使って、仁さんがけがをするのを予防しています。

　仁さんは、お風呂の湯船の中で発作になって、溺れかけたところを父親に助けられたことがあります。このために、一人で入浴するときには、仁さんはシャワーを浴びるだけで、湯船には浸らないようにしています。家族は、仁さんが怪我をしないように工夫していますが、発作のときに倒れて打撲して、顔面の骨を折ったことがあります。

　脳波には部分性のてんかん発射があり、症候性部分てんかんと診断されています。いくつかの薬を使っていますが、発作はコントロールされていません。

　福祉制度としては、自立支援医療の精神通院医療公費負担を使っています。発作が多いため就労は困難なので、障害年金を受給しています。

３．意識が曇り、記憶が途切れる発作を理解するために

　意識が途切れる発作を持つ患者さんが、自分自身の発作をどのように把握しているのかについて、また、患者さんが、意識が曇る発作があった時に、周囲の人がどの様に対応しているかについても紹介させて頂きます。

意識が曇る発作がある患者さんの心情

１：前兆なく意識が曇る華子さん（30歳、主婦）

　前兆はなく、意識が曇る発作が、月に２～３回あります。夫の話にしたがえば、発作があると、華子さんは、テーブルの上のものを、あ

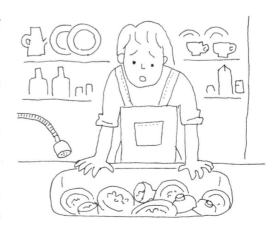

たかも払いのけるような仕草をします。

華子さんの話「先日、気が付くと、（自分が）作った夕食が、皿ごと流しに落ちていました。発作があったのだと思いました。無意識のまま手でお皿を払いのけたのだと思います。<u>がっかりしました</u>。家族がいないときに発作になった方がいいと思います。こんな自分の姿を見せたくないですね。<u>心配させたくないので</u>」

2：仕事中も発作を繰り返す大樹さん（42歳、男性、会社員）

大樹さんの話「先週の金曜日の夕方、気が付いたら、会社のソファーの上に横になっていました。同僚に聞いたら、会話が止まったまま動かないので、休ませたと言っていました。発作のあと、とりあえず帰ろうと思ったときに、ふと友人との約束を思い出しました。

携帯電話を見ると、友人から『何時ごろ着きそう？』とメールが入っていました。メールの着信からすでに1時間が経過していました。『今から行くけど、いいか』とメールしたのですが。友人から『今日はやめよう』とメールが返ってきました。

発作が何度もあると、仕事や友人付き合いに支障がでます。<u>治療して発作を止めないといけない</u>と思いました」

3：会話が理解できなくなる歩さん（39歳、女性、家事手伝い）

家族の話にしたがえば、意識が曇る発作があります。発作中は、動作が止まって、うなずくような仕草をします。歩さんの話にしたがえば、家族の声が聞こえるものの、その声が、まるで外国語のように聞こえるために、家族が何を言っているのか理解できないことがあるそうです。

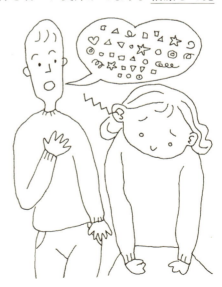

歩さんが買い物中に発作になった時の話です。「気が付いたら、店員がそばにいて、声をかけられて、びっくりしました。店員が何を言っているのか、その時は、理解できませんでした。しばらくして、店員の話がわかるようになってから、店員に『ぼーっとしました。すいません』と言って、買い物を中断し、自宅に帰ってきました。

自分が覚えていない状態のとき、他の人が見ているかと思うだけで、ぞっとします」と。「先日は、気が付くと、自分が地面に座っていて、大勢の人に囲まれていました。声をかけられているのはわかるのですが、その意味がわかりません。その場から、帰ろうとすると、男性の店員に腕をつかまれました。この時は、びっくりを越えて、怖い感じになりました」

4：意識が曇って、会話や動作が止まったあとに咳をする発作がある要さん（29歳、男性）

要さんは、パソコンを買うために電気店に行って、店員が丁寧に説明してくれたところまでは覚えています。気が付いたら、バス停にいました。要さんは、「店員が説明をしているときに発作になったために、店員に迷惑をかけたのではないだろうか？」と心配になって、店にもう一度入り、店員に「申し訳ない。私はときどき、ぼーっとすることがあって失礼なことをしたかもしれない」と説明しました。すると店員は、「パソコンの説明をしているときに、（要さんの）返事が無くなったので、『大丈夫ですか』と声をかけたのですが、向こうに歩いて行ったので」と。そこで要さんが、「私は咳払いをしていましたか？」と聞くと、店員が「2〜3回咳払いをしていたと思います」と答えました。

要さんの話によれば「『返事が止まって、咳払いをしていた』と、店員が説明してくれたから、発作があったのは確かです。しかしひとりでいるときには、発作があったのか、なかったのか、確かめようがないのです。服用している抗てんかん薬が有効かどうかについても、周りの人の協力がないと確認できません。自分の病気を自分で治せないのは自立できていないようで悔しいです」

意識が曇る患者さんの心情のまとめ

　患者さんが、意識が曇る発作をどのように受け止めているかについて、私が診察室で患者さんから聞いた話は以下のようなものがあります。

＊気が付くと、髪の毛がぬれていたり、けがをしていたり、ものが無くなっている。悔しい。

＊意識が曇っている間は、自分自身ではわからない。にもかかわらず、自分以外の人が、自分の発作を知っているのは、いやだ。

＊意識が曇る発作が終ったあとに、発作があったことを自覚できない。家族に、発作があったかどうかを聞かないと、医師に自分の発作のことを報告できないのが悔しい。

＊発作のときに、他人に迷惑をかけたくない。

＊発作のときに返事をしているようだが、自分には返事をしている時の記憶がない。このような発作があることを、発作についての知識がない人が理解するのは、難しいだろう。

＊発作中に会話が途切れる。接客をする仕事に就けないので、仕事の選択肢が狭くなる。

＊発作を治したいと思う。でも止まらない。落ち込んでしまう。

意識が曇る発作に対する周囲の反応

1：意識が曇って、体がガクガクする発作を繰り返した健二さん（男子、大学生）（救急車は呼ぶべきか？）

　健二さんは中学2年のときに、初めての発作がありました。夏休みが始まった日、自宅で朝食をとる前の事でした。倒れて返事をしない健二さんを見た家族は、電話に飛びついて救急車を呼びました。救急車が自宅に着いたときには、健二さんは、ぼーっとしていましたが、救急車で病院に運ばれたときには、話ができるようになっていました。病院で血液検査と頭のCT検査を受けたあと、医師から、「検査の結果は大丈夫」と言われました。それを聞いて、家族は「病気がなくて、よかった」と胸をなでおろしました。

2回目の発作は、寝不足があった翌年の正月の朝。倒れて、顔も体もガクガクするので、やはり救急車を要請。このときも、救急車が自宅に着いたときには、発作が止まっていました。救急で受診した病院では、「発作が2回あったので、てんかんでしょう。脳波の検査を受けてください」と言われました。

後日、脳波検査を受けた後に「てんかん」と診断され、抗てんかん薬を開始。家族は、「脳波検査で、結果がでたのだから、病気を受容せざるを得ない」と思いました。

3回目の発作は、翌2月、新潟であった学校のスキー合宿中。意識を失って、全身がけいれんする健二さんを見た学校の先生が、救急車を呼んでスキー場に近い病院に搬送してくれました。家族が病院に着くと、健二さんはすでに発作から回復して、元気にしていました。横浜に帰ったあとに病院を受診したところ、これまで服用していた薬の量が増えました。家族は「量を増やしたのだから今度は発作がおきないでほしい」と不安ながらも祈りました。

4回目の発作も、同じ2月、模擬試験を受ける日の朝でした。倒れて、顔も体もガクガクする状態は正月と同じでした。救急車を呼んで病院へ。搬送された病院では、てんかんと診断を受けているのであれば、てんかんの主治医の先生にもう一度相談するように言われました。家族はこの時に「救急病院に行けば医師が診察をしてくれるものの、てんかんの治療はしてくれない」とわかったと言います。

5回目の発作は、3月の入試の日の朝。今度は救急車を呼びませんでした。その後当院を受診。私が、家族から発作症状を聞くと、体がガクガクとけいれんするときには、本人は右側を向いていること、ガクガクは、体の右側の方が強いとのことでした。

脳波検査では、頭の左側につけた電極にてんかん発射が見られました。また、4回目と5回目の発作の前には、抗てんかん薬を処方通りに服用していなかったと、健二さんから話がありました。

当院では、患者さんの診断が、症候性部分てんかんであることや、治療は、現在服用しているカルバマゼピンは部分発作に有効性が高いこと、カ

ルバマゼピンを中止しないで継続したほうが良いことを説明しました。

　健二さんの家族は、これまでの経験をもとに、以下のように話をしてくれました。
①救急の先生には感謝している。
②救急医療の現場で、てんかんについての、時間のかかる問診や脳波検査は困難。
③救急の先生には申し訳ないが、てんかんの診療は、てんかんを専門的に診ている先生でないと困難。
④「これまでと同じ発作であれば、救急車が不要」と田中神経クリニックで説明を受けたので、今後は、救急車を呼ぶことはないと思う。しかし、大きな発作になって、顔色が悪くなったときには、家族としては、不安なので救急車を呼んでしまうだろうと。

2：買い物のとき、意識が曇り、店のトレイをカバンのなかに入れてしまった幸さん（40歳、女性）

　幸さんは、意識が曇る発作があります。発作の始まりでは、これまでの行動が一時的に止まったあとに、意識が曇ったまま行動することがあります。幸さんは、発作のときに、自分がどのような行動をしたかについて覚えていません。

　幸さんが、友人とデパートに買い物に行って、支払いをしているときに発作になりました。幸さんは、おつりが乗ったトレイを、おつりと一緒に、カバンの中に入れました。店員が、「トレイを返して頂けますか」と声をかけると、返事はなく、その場に立ったま

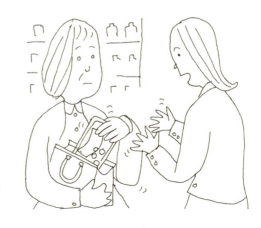

までした。

　友人はこの時点で、幸さんの発作が始まったと、気付きました。一方、店員はびっくりして、同じ売り場の同僚をよぶと、その同僚が、「どうしましたか？」と大声で、幸さんのそばに近寄ってきました。そのときに友人が店員に、「幸さんはしばらくぼーっとしますが、すぐに治まります。ちょっと静かな場所で休ませてください」と、不安な表情をした店員の気持ちをなだめて、幸さんの手を引いて椅子に座らせて休ませました。

　15分間ほどして、幸さんの意識の曇りが完全に回復してから、友人は幸さんに、意識が曇っているときに、トレイをカバンにいれたことを説明しました。説明を聞いた幸さんは、店員のところに行って「ぼーっとした状態で、ご迷惑をおかけしました」と言い、カバンの中に入っていたトレイを店員に返しました。

　トレイを、おつりと一緒にカバンの中に入れた行動だけを見ると、幸さんは、無断で持って行こうとしているのではと疑ってしまうかもしれません。もし、このような場面に遭遇したら、「こんにちは。大丈夫ですか」と声をかけて頂ければと思います。声をかけたときに、その人の表情の反応が乏しく、動作が緩慢で、返事があいまいであれば、意識が曇っているのかもしれないと考えてください。

　そうすれば、トレイを、意図的に持っていこうとしたのではなく（ましてや盗もうとしたのではなく）、意識がもうろうとしている状態で、トレイをカバンの中に入れてしまったことに理解が及ぶと思います。またその時、周囲の人が患者さんに向かって大きな声を出すと、患者さんがびっくりして混乱することがあるので、優しい声で、丁寧に対応して下さい。

3：発作のときに、店から外に向かった大和さん（31歳、男性会社員）

　大和さんは、上司と、そば屋で昼ご飯を食べているときに、手の動きが止まって、箸を落としました。そのあとに、指で服をつまむような仕草をしました。上司は発作だと思って、大和さんが落とした箸をひろいながら、大和さんの様子を見ていました。

しばらくすると大和さんが、そば屋の入り口の方に歩いていくので、上司が『そば屋の外には、大きな道路があるので危険だ』と思って、大和さんの腕を引くと、上司の手を振りほどいて、玄関のほうに動きだしました。上司が、後ろから大和さんを捕まえようとすると、大和さんは上司の腕を、さらに強い力で、振りほどこうとしました。

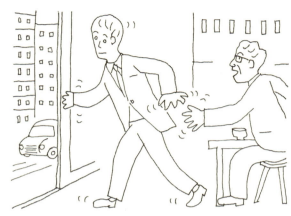

　発作になった患者さんが、もうろうとしているときは、患者さんの体を強く抑制しないほうがよいでしょう。大和さんが出て行こうとするときには、(強く体を引っ張るのではなく)大和さんの前に立って外に出て行けない様にするほうが良いでしょう。患者さんが歩きまわるときには、患者さんと一緒に歩きながら、安全に配慮し、意識の曇りが晴れてくるのを待つのが得策です。

4：発作のときに、返事をしているがその時の記憶がない杏さん（26歳、女性会社員）

　杏さんには、意識が曇る発作が、週に1回の頻度で反復しています。母の話にしたがえば発作の途中から、「うん、うん、大丈夫」と言うことがあります。発作から完全に回復したあとに、母が「『うん、うん、大丈夫』と言っていたことを覚えているの？」と聞いても、杏さんは覚えていません。

　杏さんが、職場近くのカフェで、会社の同僚と、昼食を取っているときに、杏さんの表情が乏しくなり、返事が無くなりました。しばらくすると、

杏さんが「うん、うん、大丈夫」と言いはじめました。そこで同僚は杏さんの発作は終わったから大丈夫と考えて、「トイレに行ってくるから待っていて」と杏さんに声をかけて席を立ちました。

　ところが同僚は、トイレから帰ってきたときに杏さんの姿が無いので驚きました。必死の思いで、杏さんを探すと、店の近くのバス停にいたので「どこにいくの」と言うと、杏さんはびっくりした表情で「え　え　え」というものの、それ以外の言葉がありません。

　この時点で、同僚は、「うん、うん、大丈夫」と言ったときにも、杏さんの発作が終わっていなかったのだと気付きました。

意識が曇る発作を見たときの家族の心情

　家族や周囲の人が、意識が曇る発作をどのように受け止めているかについて、私が診察室でよく聞く話は、以下のようなものです。

＊意識が曇る発作を見るたびに、家族としては、本人の発作を止めて欲しいと思う。

＊発作のときには、救急車は原則不要と言われても、意識が曇って倒れたり、体がガクガクしたりすれば、救急車を呼びたくなる。

＊外出中に発作にならなければ良いと思う。本人が家に帰ってくるまで心配。

＊発作のときに本人の状態（表情が引きつっていたことなど）を、本人に報告すると、本人は不愉快な表情をする。本人が、覚えていないことや、他人に見られたくないような症状を、言われるのは、本人にとって苦痛なのだと思う。

＊発作のとき本人が、「うんうん」と返事しているにも関わらず、あとで返事をしたことを覚えていない。家族は、何度も発作を見ているから、このような状態を受け止めることができるが、このことを、他人に理解してもらうのは、難しいと思う。

＊家族は何度も発作を見ているうちに、発作を見ても心配しなくなったが、発作を初めて見た人は不安になるだろうと思う。

4．症候性部分てんかんの治療

1：抗てんかん薬の選択

　症候性部分てんかんにおいても、治療はまず抗てんかん薬です。薬物治療を抜きにして、外科的な治療に進むことはありません。

　症候性部分てんかんの治療で、私のクリニックで一番使われているのはカルバマゼピンです。症候性部分てんかんの発作が始まった人にカルバマゼピンを使うと、およそ半数の人で、発作がほぼ消失します。

　カルバマゼピンが無効の時には、新規の抗てんかん薬が発売されるまでは、フェニトインやフェノバルビタールやゾニサミドやクロバザムを使ってきました。新規の抗てんかん薬が発売されてからは、ラモトリギンやレベチラセタムを使っています。

　ラモトリギンやレベチラセタムはカルバマゼピンと同じくらい症候性部分てんかんの発作を抑制する力があります。しかしどの薬が有効なのかは、それぞれの患者さんで違います。

　新規の抗てんかん薬が発売されてから、治療の選択肢が広がりました。選択肢が広がることは、良い面がある一方で、薬の種類が多くなる恐れもあります。抗てんかん薬の種類は、多くても、できれば2種類から3種類までに抑えておいた方が良いでしょう。多くなりすぎると、眠くなったり、ふらつきが出たりします。

2：症候性部分てんかんの外科治療

　症候性部分てんかんの患者さんの発作が、抗てんかん薬を服用しても抑制されないときには、外科手術を検討します。当院の患者さんの中に、てんかんの手術を受けた人が14人います。そのうち9人の患者さんは、術後に発作は消失していますが、残りの5人は手術を受けていますが発作が止まっていません。

術後に発作が消失したケースは、

① MRI 検査で、片側の側頭葉の内側、とくに海馬という部位に異常があり、発作の症状（胸がムカムカする症状など）や、脳波検査で 11 番や 13 番あるいは、12 番や 14 番にてんかん発射があった人。

② MRI 検査で、脳のごく一部に異常があり。脳波検査でその部位からてんかんの発作が始まっていると推定された人。

　いずれの人も、てんかんの外科手術を、多数例行っている病院でくわしい検査を受けたあとに、手術を受けています。

　私の経験では、脳の MRI 検査にはっきりした異常のない人や、脳の MRI 検査に異常があってその異常が非常に大きな場合、あるいは、異常が複数の部位にあるときは、手術したあとに発作が止まらない可能性が高いようです。

　手術については、抗てんかん薬を使った治療を、しっかりとしてくれた先生に、相談してください。薬物治療をしっかりとしてくれた先生であれば、てんかんの外科の治療についても知識があり、慎重な姿勢で判断してくれるでしょう。そのうえで、てんかんの外科を専門にしている先生に相談することをお勧めします。

3：画像検査の必要性

　症候性部分てんかんの患者さんの発作が始まるのは、乳児期のこともあれば、高齢になってからのこともあります。

　当院に通院する患者さんの病歴を見ると、生まれたときに低酸素脳症になった人、外傷後にてんかんになった人、脳炎後てんかんになった人には、画像に変化がみられます。その他の脳の病気（モヤモヤ病や、結節性硬化症や、脳血管腫などの脳の腫瘍や皮質形成異常など）でも画像に変化がみられます。側頭葉てんかんの一部の人では、側頭葉の内側にある海馬や扁桃核と呼ばれている部位に、変化が見られます。

　よって症候性部分てんかんの人は、一度は、脳の MRI 検査を受けた方が良いでしょう。

5. 高齢者のてんかん

　高齢になってから、てんかんが発病することがあります。そこで当院を受診した患者さんで、60歳以上になってからてんかんの発作が始まった9人を調べてみました。

　受診した時の家族からの訴えは「患者さんのからだがガクガクとけいれんした」あるいは「動作が止まって、返事をしなくなった」などです。

　その中の一人は「食事中、突然に手があてもなく動きはじめて、指がおかずやごはんを触り始めた」ので、家族は認知症になったのではと、考えて受診されました。この人は、脳波にてんかん発射があり、てんかんと診断しました。

　認知症とてんかんの鑑別についてですが、まず家族など周囲の人が、病気ではないかと思った動きに注目してください。その動きがてんかん発作であれば、しばらくすると一旦止まります。てんかん発作が延々と一時間も続くことは極めてまれです。

　さらに、家族や周囲の人が病気ではないかと思った動きがてんかん発作であれば脳波にてんかん発射が見られます。認知症かてんかんか迷ったときには、脳波を受けたほうがよいでしょう。

　脳波については、当院に通院する60歳以上でてんかんが発病した人のほとんどは、側頭部（11番から14番の電極）を含む部位にてんかん発射がありました。てんかんの診断は、いずれの人も症候性部分てんかんと診断しました。

　治療については、高齢者の場合にも、部分発作に対してはカルバマゼピンが有効でした。ただし若い人に比較すると、高齢者では眠気やふらつきなどの副作用が発現しやすいので、私はカルバマゼピンを使うときには少量から始めます。具体的には、50mgあるいは100mgを眠る前に1回だけ服用することから始めて、必要に応じて増量するようにしています。

6．症候性部分てんかんがある人の生活

　意識が曇る発作が止まっていれば、あるいは、発作があってもその発作が夜だけに限っておきている人はてんかんがない人と同じように、就学、就労して社会参加しています。

　私のクリニックに通う患者さんも、学校の教諭、薬剤師をはじめとする仕事をしたり、あるいは主婦業をこなしたりしています。元気な赤ちゃんを産んでいる人も多くいます。

　意識が曇る発作が反復していると、発作が日常生活に支障を及ぼしたり、発作のために就労が困難になったりします。発作が反復している場合には、てんかん専門医を受診して、服用している抗てんかん薬を調整してください。当院を受診する前は、発作が反復していたために大学卒業も危ぶまれていた人が、当院で抗てんかん薬を調整した結果、発作が止まり、大学を卒業し、就労できた人もいます。

　さて、発作が止まらないにも関わらず、仕事を継続している人がいます。その人たちの共通の特徴を挙げると、①会社が求める作業能力がある。②診察室の対話においても、仕事をしようとするエネルギーや、仕事を増やそうとするエネルギーを感じる。③会社の人のサポートが厚い、等が挙げられます。

　具体例を挙げると、30歳代の女性会社員、愛さん。

　大学入学前に発作が始まり、治療によって発作は消失。大学時代は発作がなかったものの、就労してから、発作が再び出現して繰り返すようになりました。

　発作は、意識が曇り、左半身が強直（持続時間は短く5分後には完全に回復する）します。彼女の発作は夜中に1回目の発作があり、朝までに4〜5回ほど繰り返します。この発作があると、翌日は出勤できません。このようなことが、月に1日あります。発作があったときには、午前中に定刻どおりに出勤出来ないものの、夕方になると仕事ができるので、自宅で、パソコンを使った仕事をしています。愛さんは、会社には、てんかんであることを伝えてあります。

愛さんはてんかんの発作があるものの、会社からは必要とされて、仕事を続けています。

7．症候性部分てんかんがある人が使う福祉制度

精神通院医療公費負担

症候性部分てんかんの患者さんは、抗てんかん薬で発作が止まっても抗てんかん薬を中止することが困難な場合が多く、治療が長期にわたります。このために、多くの患者さんが、通院医療公費負担の制度を使っています。

精神障害者保健福祉手帳

発作がありながらも就労している人もいますが、発作が止まっていない人は、就学や就労に困難が生じます。意識が曇る発作が、治療にも関わらず反復するために就労が困難な人も、精神障害者保健福祉手帳を取得したうえで、企業の障害者雇用制度を活用して就労することを検討してください。

障害年金

発作が止まらないために日常生活に著しい制限を受けたり、就労が困難なときには、障害年金を受給することができます。

療育手帳・身体障害者手帳

てんかんに合併して、知的障がいや身体障がいがある人は、それぞれの障がいの程度に応じた療育手帳あるいは身体障害者手帳を取得することができます。

IV

薬が効きにくい症候性全般てんかん

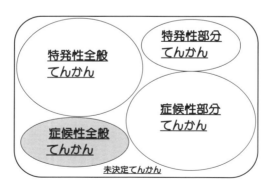

1. 発作が止まらない症候性全般てんかんの世名さん

　世名さん34歳男性。世名さんは立位で発作になると、倒れて、顔や頭を打ってけがをするので、頭部をけがから守るために保護帽を着用しています。また世名さんが歩くときには、必ず家族が、腕を抱えて付き添います。世名さんには、てんかんに加えて、重度の知能障がいがあり、言葉を話しません。発作に関する情報は母親から得ました。

診察室での対話（発作の内容を確認）

田中　世名さんは発作の時、体がどのようになりますか？

世名さんの母（以下、母）　突然に頭がうつむき、体に力がこもり、左右の腕が伸びて、外側に広がります。突然に始まるので、私はびっくりします。

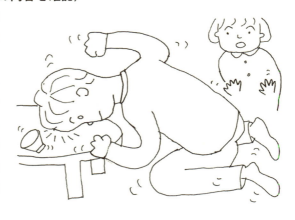

田中　世名さんが、一瞬のうちにうつむくと、倒れたりして、けがをしませんか？

母　テーブルに頭をぶつけたり、食べていたラーメンに顔を突っ込んだりします。けがを予防するために歩くときには私が脇を抱えて歩きます。

田中　入浴はどうしていますか？

母　顔が湯船のなかに沈むと怖いので、シャワーだけにしています。

田中　発作で体がかたくなった時に、左右の腕の動きに左右差はありますか？

母　ないです。

田中　体がかたくなったあとに、体がガクガクすることはありますか？

母　ガクガク揺れることもありますが、そのような発作は少ないです。ほ

とんどの発作は、体がかたくなって、そのあとぼーっとしています。

田中　発作のあとはすぐに、元の状態に戻りますか？

母　完全に戻るまでに5分から10分かかります。

田中　発作の頻度はどれぐらいですか？

母　毎日、日中に最低3回の発作があります。

田中　体の動きに左右差が乏しいので、世名さんの発作は、部分発作よりも全般発作の可能性が高いと考えます。

母　体がかたくなる発作が部分発作で、かたくなったあとに、体がガクガクする強い発作は、全般発作である可能性はないのですか？

田中　発作のときに頭が強く右もしくは左に向いたり、右もしくは左の手だけが動いたりすれば部分発作を疑います。

母　そのような（部分発作が疑われるような）動きはないですね。

以前の発作の様子を聞く

田中　てんかんが始まったのはいつですか？

母　2歳になったころです。

田中　そのころの発作はどのような発作でしたか？

母　体にグーッと力が入る発作です。そのころから、周囲の子どもたちと比較して発達の遅れが目立ってきました。

田中　そのグーッと力が入る発作について、体の動きに左右差はありましたか？

母　なかったです。

田中　グーッと力が入る発作以外には、発作はありませんか？　たとえば、食事中に食べる動作が止まったり、歩行が突然に止まったりすることがありますか？

母　グーッと力が入ったあとに動きが止まって、体の力が抜けています。その時の状態は、欠神発作とか脱力発作と呼んでもいいのですか？

田中　グーッと力が入ったあとに、動きが止まったままの状態で反応が乏しい状態は、グーッと力が入る発作に引き続いておきるもので、欠神発作とは呼びません。強直発作のあとにおこった**発作後もうろう状態**と呼びま

す。その状態は、脱力発作とも言いません。

母　脱力発作とはどんな発作ですか。

田中　操り人形のすべての糸が、突然に切断されたときの人形の状態です。

母　世名は、立っているときに、誰かが支えてくれないと倒れます。倒れるのは脱力発作ですか？

田中　おそらく世名さんは発作の時、腕がグーッとかたくなって、上半身が前にかがんで、同時に足もグーッとかたくなって、バランスが崩れ、床に倒れると考えられます。足を含む全身がかたくなっていると考えられます。かたくなっているので、体の力がぬける脱力発作ではないと考えます。

母　世名に欠神発作とか、脱力発作が無いのは、わかりました。

田中　それ以外にご質問は？

母　グーッと力が入ったあとにガクガクする発作がありますが、その発作のあとに、ピクン　ピクンを繰り返すことがありました。そのピクン　ピクンがミオクロニー発作なのですか。

田中　グーッと力が入ったあとガクガクした発作があり、そのあとに、ピクンとするのはミオクロニー発作とは呼びません。**発作後ミオクロニー**と呼んでいます。

母　世名にはピクンとするだけの発作はありません。

田中　そうすると、ミオクロニー発作もなさそうですね。

母　グーッと全身がかたくなる発作と欠神発作を併せもつ人もいるのですか？

田中　そういう人もいます。

　ただ世名さんの発作は体がかたくなったときに、体の動きに、強い左右差がないので全般てんかんだろうと推定しています。

発作症状のまとめから脳波へ

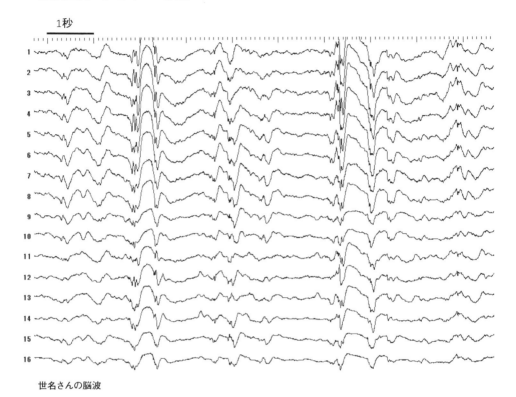

世名さんの脳波

田中 次に、世名さんの脳波を見ると、頭の右側につけた電極と左側につけた電極に、ほぼ同じかたちの波が出ています。発作の症状と脳波を合わせて考えると、世名さんの発作は、全般発作の中の強直発作です。

母 全般てんかんの人はみんな、世名と同じような脳波をしているのですか？

田中 いいえ。全般てんかんの人は、左右の頭につけた電極にほぼ同じタイミングでてんかん発射がでますが、患者さんが示す発作によって、てんかん発射のかたちが違うこともあります。

母 世名は症候性てんかんですか？

田中 発作が始まってから、発達の遅れがはっきりしてきています。ですから、症候性てんかんの中の、症候性全般てんかんと考えます。

母 症候性全般てんかんの人はみんな、知的障がいが重いのですか？

田中 私のクリニックを受診した症候性全般てんかんの患者さんには、程度の差はありますが知的障がいがあります。学校は、地域の学校の個別級あるいは特別支援学校に所属したり、卒業したりしています。卒業後は生活介護の事業所や地域活動センター、就労継続支援の事業所に通っています。

治療を検討

母 現在も、発作はとまっていないし、眠気が強くて、食事中に眠ってしまいます。

田中 発作があって食事が中断するから、食事に時間がかかるのでは？

母 発作がなくても、眠気が強いので、食事に時間がかかります。1時間かかることもあります。

田中 私も、眠気がなくなればと思います。眠気を取るために、薬の減量を検討してみましょう。

母 薬を変更したら、発作が増えたり強くなったりしませんか。

田中 はい、発作が増えるかもしれません。薬の変更が世名さんにとって良くないと思うときは、「良くない」と私に言ってください。

母 わかりました。

田中 薬の変更についてですが、世名さんの発作は全般てんかんです。全般てんかんなので、バルプロ酸を使い続けましょう。新規抗てんかん薬のラモトリギンも使ってみましょう。現在服用している抗てんかん薬の中で、減量できそうな薬は少しずつ、減らしましょう。

その後の経過

　全般発作に有効と考えられるバルプロ酸は残して、クロナゼパムとフェニトインを少しずつ減らしました。薬を減量すると、表情から眠気が消え、表情の変化が豊かになり、食事にかかる時間が短縮され、さらに歩行状態が改善しました。発作を少なくすることを目的として、新規抗てんかん薬

ラモトリギンを追加しました。そうすることで、発作の持続時間は短くなり、発作頻度は減少しました。

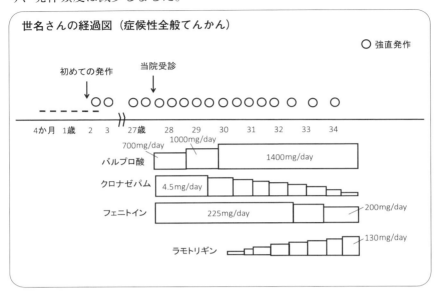

２．症候性全般てんかんを理解するための追加症例

強直発作と欠神発作の２つがおこる亮さん（７歳、男児）

　亮さんは、２歳11か月にてんかんを発病しています。発病当初はよく倒れ、口の周りを打撲しました。また、ガクガクと体が揺れて姿勢が前に崩れることがありました。

　３歳を過ぎると全身がかたくなるだけで終わる発作が多く、かたくなったあとに体がガクガクする発作も見られるようになってきました。てんかんが発病した当時から、精神や運動の発達が停滞しています。

　当院に初診したときは５歳でした。初診時には、①持続時間が10秒程度の、全身がかたくなって、発作のあとに反応が緩慢になる発作と、②表情の変化や体の動きが止まって（体はかたくならない）、呼びかけても反応がなくなる発作を反復していました。当院で記録した脳波には、世名さ

んと同じようなてんかん発射と、欠神発作で見られるてんかん発射があり
ました。

症候性全般てんかんの診断

　３章Ｉで紹介した特発性全般てんかんの患者さんは、強直間代発作、欠
神発作、ミオクロニー発作の３つの発作のうちの、一つあるいは、複数の
発作を示したのに対して、症候性全般てんかんの患者さんは、全般発作と
分類されるすべての発作（強直間代発作、欠神発作、ミオクロニー発作、
強直発作、脱力発作、間代発作）の１つあるいは、そのいくつかを示します。
　特発性全般てんかんがある人は、知的な障がいを伴うことはほとんどあ
りません。一方、症候性全般てんかんの患者さんでは、知的障がいが合併
している人が多くいます。

３．症候性全般てんかんの治療

　症候性全般てんかんの人の強直発作に対する治療の第一選択はバルプロ
酸です。これは、特発性全般てんかんに対する治療の第一選択と同じです。
しかしながら症候性全般てんかんの人の強直発作は、バルプロ酸だけで発
作が止まらない人が多くいます。
　強直発作がバルプロ酸だけで止まらないときは、バルプロ酸に加えてラ
モトリギンを使います。ラモトリギンが発売される前には、フェニトイン
を使っていましたが、フェニトインは歯肉が分厚くなる副作用があるので、
できれば避けたいところです。
　このほかに少数ですが、症候性全般てんかんの患者さんの強直発作や強
直間代発作にたいして、ゾニサミドやレベチラセタムが有効であった人が
います。
　症候性全般てんかんの患者さんの発作に対しては、部分てんかんでよく
使われるカルバマゼピンについては、有効性が乏しい印象があります。

　症候性全般てんかんの発作は、複数の抗てんかん薬を使っても止まらな

い人がいます。抗てんかん薬をたくさん使いすぎると、眠気が強くなって表情の動きや動作が緩慢になってしまい、この副作用が、患者さんが生活する上で妨げになります。

また、ベンゾジアゼピン系の薬（クロナゼパムやクロバザム等）は使いすぎると、眠くなったりよだれが増えたりすることがあるので、注意が必要です。

眠気やふらつきなどの副作用は、一緒に生活している家族や支援者が、気が付くことがよくあります。具体的に言うと、表情の変化が乏しくなった、元気がない、食欲がない、歩く動きが遅くなる等の症状は、医師よりもいつもそばにいる人の方が気付きやすいものです。

４．症候性全般てんかんがある人の生活

私が診療している症候性全般てんかんの人は、てんかんが１歳から８歳ぐらいに発病しています。ほとんどの人が、さまざまな程度に知的障がいを合併しています。

このため、就学については、小学校に入学するときから、多くの人は、地域の小学校の個別支援級や特別支援学校に入ります。

就労については、特別支援学校の高等部を卒業したあとに、知的な障がいが軽い人は、障がい者枠で就労したり、障がいが重い人は、就労継続支援事業所や生活介護事業所に通ったりしています。患者さん個人が自立する生活を目指して、グループホームに入所し一人で生活する人もいます。

ただ、私のクリニックの患者さんの家族の声を聞くかぎりでは、家族が高齢になったり、あるいは病気になったりして患者さんの介護や支援が出来なくなったときに、施設やグループホームの入所を希望してもその数が少ないために困っている人が多いのも現状です。

５．症候性全般てんかんがある人が使う福祉制度

てんかん発作が止まらないために、日常生活に支障がある人は精神障害

者保健福祉手帳を取得することができます。また、知的な障がいを合併している人は、療育手帳を取得することができます。体の重い障がいを合併する人では、身体障害者手帳を取得することができます。それぞれの手帳は、障がいの程度によって分かれています（P105参照）。

　手帳を申請することによって、どのような支援を受けられるのかは、主治医、あるいは、区役所や市役所の福祉を担当する課に行って相談してください。

　20歳以上の症候性全般てんかんの患者さんが使っている制度としては、障害年金があります。詳しく知りたいときには、日本年金機構のホームページが参考になります。相談や申請をするときには、市町村の役所や年金事務所に相談してください。医師が書いた診断書が必要になります。

診療メモ

〜重症乳児ミオクロニーてんかん〜
第3章の4つの分類に当てはまらないてんかんもあります。重症乳児ミオクロニーてんかん（この病気を発見したドラベ医師の名前をとって、ドラベ症候群とも言われます）は、全般発作も部分発作も示すことがあるので、部分か全般かを判断できないので、未決定てんかんに分類されます。この病気の多くの人は強直間代発作が難治に経過します。

第4章

電話相談

　この章では、当院に通院している患者さんやその家族や学校の先生、施設職員や職場の上司などからの電話相談を紹介します。

　はじめにお断りしておきますが、田中神経クリニックでは、当院に一度も受診したことのない患者さんに対する電話相談はしていません。

　これから紹介する相談の内容は、発作に関する相談が多く、次いで多いのは薬に関する相談です。

1．発作に関する相談

発作があった！どうしたら良いか

**1：結婚式を終えた洋子さん（28歳）が式場で倒れた。その母親からの
電話**

洋子さんの母　洋子が、結婚式のあとに倒れました！どうしましょう。

田中　洋子さんは、いまはどうされていますか？

母　すごく大きなけいれんがあって倒れて、息が止まってびっくりしました。

田中　今は、どのような状態ですか？

母　眠っています。康宏さん（夫）が見ています。

田中　倒れた時に、頭部や体を強く打ったりして、大きなけがをしていませんか？

——『康宏さん、けがしてないよね』と母が康宏さんに話しかける声が電話から聞こえました。

母　康宏さんは大丈夫というけれど、私は心配なのです。今すぐ病院に行ったほうがいいですか？

田中　けががなく眠っているのであれば慌てなくてもいいです。康宏さんに代わって頂けますか？

康宏さん　洋子も私も、昨日からバタバタして、寝不足で、大きな発作（強直間代発作）になっちゃいました。発作のときには、私が支えたので、洋子にけがはないです。30分ほど眠らせてから家に連れて帰ります。

田中　洋子さんは、いつも通りに発作の薬をのんでいましたか？

康宏さん　それが、（薬を）のんでないようです。昨日の夜は、おかあさんへのお礼のことばの練習をしていました。今朝は、結婚式の着付けのため、早く家をでました。

田中　目覚めてから、薬を2回分服用してください。

康宏さん　昨日の夜と今朝の分ですね。2回分を一緒に服用してもいいですか？

田中　抗てんかん薬によっても、患者さんによっても飲み忘れたときの対

処はそれぞれ違うので、医師に相談するのが原則です。洋子さんの場合は、薬の特徴や1回分の薬の量から考えて2回分一緒でも大丈夫です。

康宏さん　今日の夕方の薬はどうしましょう？

田中　寝る前に服用してください。

　洋子さんは、この電話があった半年前に当院を初診しています。てんかんの発作は中学時代に始まり、近くの医者の診断でバルプロ酸を開始し、当院受診後も、バルプロ酸を継続しています。洋子さんは、薬をやめたい気持ちが強く、これまでに何度かバルプロ酸を中止しましたが、中止してしばらくすると発作がありました。てんかんの診断は特発性全般てんかんです（3章Iの結子さんと同じてんかん）。

2：20XX年6月某日午前9時40分。駅に向かう車の中で有美さん（14歳中学生）に発作。「いまから新幹線に乗って修学旅行に行かせてもいいか」と父親からの電話

父　田中先生、今朝7時ごろ、有美が新横浜に向かう車の中で、いつもの大きな発作（強直間代発作）になりました。発作後に眠って、8時過ぎに目覚め、有美は、修学旅行に行きたいと言っているのですが、行けるでしょうか。発作があったので私としては心配です。

田中　けがはないですか。いまはしっかりしゃべれていますか？

父　けがはしていません。本人は修学旅行に行きたいと、はっきりと言っています。

田中　歩けますか？

父　歩くのも、大丈夫です。学校の先生は、主治医がOKならば参加可能であると言っています。同級生のみんなはすでに京都に出発しました。

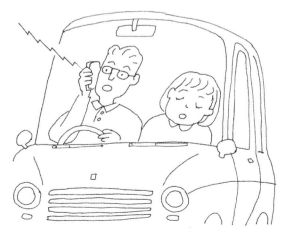

田中　修学旅行に参加しましょう。ただし家族が京都まで付き添ってください。京都で、学校の先生に本人を預けるときに、元気にしていれば、OK としましょう。

父　では私が、京都まで付き添って、先生に有美を預けるようにします。

田中　そうしてください。大きな発作のあとに、落ち着きがなくなることもあるので、お父さんが京都まで付き添ってください。

　夕方に父親からメールがありました。『あれから有美は新幹線のなかでぐっすり眠って、京都の手前で、すっきり目覚めました。午後2時に平安神宮でみんなに合流できました。ありがとうございました』

　有美さんは特発性全般てんかんです。前日もバルプロ酸を服用していましたが、修学旅行前夜は眠れなかったようで、その睡眠不足が発作を誘発したようです。強直間代発作の後に、稀ではありますが動きまわったり気持ちが不安定になったりすることがあります。発作がおきた直後なので、父親に京都まで付き添ってもらいました。

3：勇吾さん（32歳）にこれまでよりも強い発作。「旅行を続けてもいいか」と父親からの電話

父　いま埼玉の羽生のパーキングエリアにいます。勇吾が発作をおこしました。今日の発作は、体に力が入って、全身がガクガクしました。てんかんが悪くなったようだから、津軽のお婆ちゃんのところに行くつもりでしたが、行かないほうがいいですね。

田中　今の状態はどうですか？

父　大きい発作のあと、一旦目覚めたのですが、また眠っています。

田中　勇吾さんの顔色は？　けがは？

父　今は、顔色は悪くないです。けがもしていません。ですが、今回の発作が大きかったので心配です。

田中　大きい発作はどのようなものでしたか？

父　今までの発作は、ぼーっとして、立ち上がってうろうろしたり、上半

身を前後にゆすったりした程度でしたけれど、今日の発作は、体全体がガクガクして、顔色が悪くなって、おしっこももらしたので、びっくりしました。

田中　今日の発作も、発作の始まりでは、上半身を前後にゆすっていましたか？

父　そうなのですが、そのあとに、倒れて全身がガクガクけいれんしました。

田中　これまで繰り返していた発作の続きに、大きな発作がおきたのです。新しい別の病気が出てきたわけではありません。もうしばらくパーキングエリアで休んで、勇吾さんが元気になれば、津軽のお婆ちゃんのところに行っても大丈夫です。休んでも、元気がないときは、無理をしないで横浜に帰りましょう。横浜に帰ったらクリニックには早めに受診してください。

父　元気が出てきたら、津軽に行ってもいいのですね。

田中　OK です。薬はいつも通りにのんでください。それから睡眠も十分にとってください。

父　薬は、しっかり服用しています。勇吾が元気にならなければ無理しないで、横浜に帰ります。

　勇吾さんは飲料会社の事務として働く 32 歳男性。小学校 5 年のとき、学校の授業中に初めての発作がありました。そのときには、学校の先生が名前を呼んでも、勇吾さんから返事がありませんでした。その後近くの病院でさまざまな抗てんかん薬を試したものの、発作は止まらなかったため 24 歳の時に当院を受診しました。当院受診後に、新規の抗てんかん薬を試したものの、発作が止まらないまま経過していました。

　勇吾さんに大きな発作がありましたが、発作から回復して元気があれば、旅行を中断する必要はありません。旅先で注意することは、しっかりと薬を服用すること、睡眠不足にならないようにすることです。

２．薬に関する相談

1：風邪をひいた信也さん（40 歳）から、他の薬との飲み合わせについて

信也さん　風邪薬を服用したらふらふらして、転びそうになった。

田中　どんな風邪薬ですか?

信也さん　内科の先生は、マクロライド系の抗生物質と言われました。

田中　内科の先生に服用している抗てんかん薬の名前を伝えて相談してください。そのうえで、その抗生物質の投与量や種類を変更したほうが良いかを検討してもらいましょう。

　信也さんは、てんかんの薬としてカルバマゼピンを服用しています。内科の先生から処方された、マクロライド系抗生物質（エリスロマイシン、クラリスロマイシン等）やグレープフルーツジュースで血中濃度が上昇することが知られています。私の経験では、カルバマゼピンの血中濃度検査で、普段は血中濃度が $8\mu g/ml$ 前後の患者さんが、マクロライド系の抗生物質を服用したあとに $14\mu g/ml$ と上昇したことがあります。

　この他にも、抗てんかん薬以外の薬を服用したり点滴したりすると、抗てんかん薬の血中濃度が変化することがあります。

2：出張先にいる修二さん(35歳)からの電話。「薬がない、どうしたらいいか」

修二さん　今朝、出張のために横浜を出て、いまは、岡山市内にいます。昼の薬を服用しようとしたときに、薬がないことに気が付きました。3年前に、薬を忘れたとき発作になったので心配です。どうしたらいいですか。

田中　近くの病院に行って状況を説明して、いつもの薬をもらってください。いつもの薬はカルバマゼピン 200mg の錠剤ですね。

（症候性部分てんかんの診断でカルバマゼピンを服用しています）。

修二さん　どこの病院に行ったらいいですか?

田中　内科、脳外科、精神科などの病院あるいはクリニックを受診して、状況を説明してください。

修二さん　てんかん専門のクリニックでなくてもいいのですか?

田中　てんかん専門でなくてもいいです。

修二さん　病院がどこにあるかわからないので、困っているのですが。

田中 近くに薬局はないですか？ 事情を説明して、薬剤師の方に近くにある病院を紹介してもらいましょう。

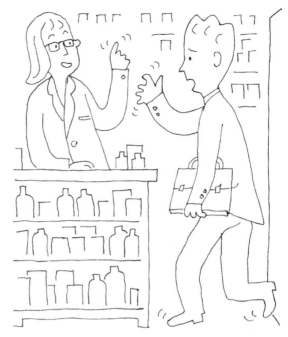

　修二さんはそのあと、近くにあったクリニックを受診して、いつも服用している抗てんかん薬カルバマゼピンを処方してもらいました。

　別の患者さんの話になりますが、旅先で、抗てんかん薬を忘れたとき、処方されている薬の名前もわからず、また、田中神経クリニックにも電話がつながらなかったことがあります。この患者さんは、いつも薬をもらっている薬局に電話して、自分が処方された薬を聞いて、そのうえで、旅先の病院を受診して抗てんかん薬を処方してもらいました。

　このように、今まで診療を受けたことのない病院の場合、初診料がかかります、また、役所に申請してある病院以外では自立支援医療の適用もできません。それでも旅先で発作を起こすよりは良いと考えてください。

3：香里さん（16歳、特発性全般てんかんをがある女子高校生）はコンビニで発作があり、救急車で、病院に運ばれた。その病院の先生に、「発作のときには、発作を止める薬を頓服で服用する方法もある」と言われた。「発作のあとに、薬を内服したり、座薬を使ったりした方がいいのか」と本人から電話

田中 香里さんの場合は、発作が連続しておきたことはないので、頓服薬は不要です。

香里さん 救急の先生は頓服薬を服用したほうがいいように言っていました。先生によって意見が違うと困ります。

田中 抗てんかん薬（香里さんはバルプロ酸400mg/dayを服用）をしっかり服用していますか？

香里さん ・・・・・

田中 バルプロ酸をやめると発作がでてくるのが、特発性全般てんかんの特徴です。

香里さん 薬をやめたいんです。

田中 香里さんはこれまでも、薬をやめたときに発作になっているから服用してください。特発性全般てんかんの患者さんは、抗てんかん薬を中止すると発作が再発することがあります。

　香里さんは、救急で運ばれた病院で、頓服薬を服用することもあると聞いたときに、『頓服薬を服用すれば、てんかんが治って、その結果、毎日服用するバルプロ酸を中止できる』と考えたようです。

　私のクリニックに通っている患者さんの中にも、抗てんかん薬をやめたいと思っている患者さんがいます。そのような患者さんには、その人のてんかんがどのような種類のてんかんなのか、薬をやめられるてんかんなのかをよく説明しています。

3. 睡眠・旅行・プール・入浴に関する相談

1：看護師として夜勤をすることは出来るか。

　夏子さんは22歳。特発性全般てんかんと診断されて、バルプロ酸600mg/dayを服用中。

夏子さん 看護師として夜勤をしてもいいですか？

田中 可能です。

夏子さん 不規則な生活をしないようにと、前の病院の先生に言われました。

田中 確かに寝不足のときに発作がおこりやすい人がいます。しかし私が可能といえる理由は、当院に通院しながら、看護師や施設職員や夜間の警備職員として不規則な勤務をしている人がいるからです。ただし、出勤前や仕事のあとに睡眠時間を確保して、睡眠不足にならないようにしてください。もちろん、抗てんかん薬を忘れないように。

2：海外で発作になったときはどうしたらいいか。

　麻生さんは26歳。18歳ごろに、意識が曇る発作が始まった。発作の時に、救急車で搬送されて、カルバマゼピンとラモトリギンを服用してから2年間発作はない。学会に参加するために、明日からオーストラリアに行くとのこと。

麻生さん　（オーストラリアで）発作があった時に、病院でなんといえばいいのでしょうか？

田中　英語でてんかんは、エピレプシーと言います。エピレプシーと言って、自分が服用している薬を医師に提示してください。

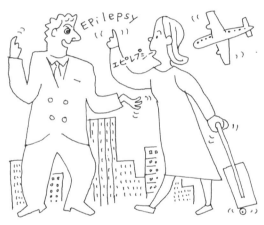

麻生さん　空港で薬の事を聞かれたら、どうしたらいいですか？

田中　自分はエピレプシーがある、薬は自分が使うものと言うために、パーソナルユーズだと言ってください。うまく説明できないときには、田中が手紙を書きます。英文で。

3：海外旅行に行ってもいいか。

　蘭さんは24歳。20歳ごろに初めての発作があり、意識が曇る発作を繰り返していた。てんかんの診断は症候性部分てんかん。カルバマゼピンを服用してからは発作がない。

蘭さん　イタリアに観光に行きます。時差があるのでどのように服薬したらいいですか。

田中　お薬は、カルバマゼピン朝200mg、夕方に200mgですね。

蘭さん　はい。

田中　成田を正午に出る飛行機に乗って、6時間したら機内で夕方の薬を服用してください。ミラノのマルペンサ空港に着陸したとき、現地は夕方です。現地で夕食をとったあとに、もう一度カルバマゼピン200mgを服用してください。

蘭さん　ワインを飲んでもいいですか？

田中　いいですよ。ただし、飲みすぎないこと、また、旅行中も十分に睡眠を取ってください。

4：毎日のように発作がある。プールに入ってもいいか

　慎君は特別支援学校の小学部の4年生。4歳ごろに発作が始まっている。てんかんの診断は、症候性部分てんかん。治療しているにもかかわらず、意識が曇り、体がかたくなって倒れる発作が、ほぼ毎日ある。

　特別支援学校の先生からの電話。

先生　慎君は学校で週に1～2回の発作があります。発作になると倒れます。倒れたあとは5分間ほどぼーっとした表情をしています。プールに入れますか？

田中　意識を失ったり、体の自由が利かなくなったりすれば、プールで溺れます。危険なので、プールに入るときは、必ず先生が付いてください。1対1で対応できるのであれば可能です。

　私は学校から主治医の意見書を求められたときには、プールや水泳については、「監視のもとで可能」と記載しています。慎君のように、発作頻度が高い場合には、「1対1であれば可能」と記載するようにしています。

5：隼人さん（28歳）は意識が曇って、けいれんする発作がある。入所しているグループホームの職員から「1人で湯船に入ってもよいか」と電話。

グループホーム職員（以下、職員）　隼人さんは1歳のときに脳炎になり、脳炎の直後から、てんかんの発作が始まり反復しています。

　治療にも関わらず、意識が曇ったあとに手足がかたくなって、倒れる発作が月に2回ぐらいあります。知的障がいを合併しています。簡単な内容であれば言葉が通じますが、複雑なことは理解できません。現在は、グループホームに入所し、昼間は高齢者施設の掃除の仕事をしています。隼人さんを1人で入浴させてもいいですか？

田中　1人で湯船に入るのは危険です。

職員　隼人さんが、入浴している時は男性職員が、見守ることにします。

田中　入浴は十分に注意してください。

職員　風呂場の外で職員が待機すればいいですか？

田中　風呂場のなかで見守って下さい。それが無理ならシャワーだけにしてください。

職員　了解しました。

　発作のときに、意識が曇る人や倒れる発作がある人は、1人で湯船に入ることは危険です。当院に通院していた患者さんでも、入浴中に溺れて死亡された方が、3人います。1人での湯船は危険です。

第 5 章

妊娠・出産と薬

不安は2つ、遺伝と薬が子どもに及ぼす影響

　てんかんの患者さんが毎年、どれぐらいの子どもを出生するかについて、アメリカで2008年に発表された文献を参考にしてみました。米国では、てんかんがある母親から生まれた子どもの数は、年間に2万5000人で米国の全出産数のおよそ0.6％にあたると言われています。

　田中神経クリニックに通っている女性の患者さんから生まれた子どもの数は、開院してから10年で100人を越えています。

1. てんかんと遺伝

　患者さんから「生まれてくる子どもが、てんかんになるのでは？」との質問をよく受けます。遺伝については、家系の中にてんかんの患者さんが多い遺伝性のてんかんがあります。『家族性ミオクローヌスてんかん』というまれなてんかんがあります。この病気の家系の人には、てんかんがある人が多くいます。私のクリニックにも、このてんかんの人が通っていますが、『家族性ミオクローヌスてんかん』は、極めてまれな病気です。

　患者さんの疑問に答えるために、当院に通院している患者さんの子どもについて調べてみました。当院に通院しながら、あるいは、当院に通院する前にすでに出産した子どもも合わせて調べました。『家族性ミオクローヌスてんかん』の患者さんを除外すると、患者さんが母親である子どもと、父親である子どもを集めると、133人でした。その子どもたちのなかで、てんかんがあるのは4人だけでした。

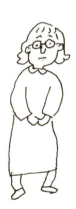

2. 抗てんかん薬が子どもに及ぼす影響は

　峰子さん（28歳）から電話がありました。症候性部分てんかんと診断されて、カルバマゼピン400mg/dayを服用しています。発作は8年間、

止まっています。

峰子さん　今日、薬局で買った妊娠検査薬を使ったところ陽性の反応が出ました。抗てんかん薬をやめたほうが良いのでしょうか？

田中　カルバマゼピンを服用して元気な赤ちゃんを産んでいる人はたくさんいます。カルバマゼピン400mg/dayは服用量として少ない方です。

峰子さん　赤ちゃんに対する影響は絶対大丈夫ですか？

田中　峰子さんの場合は、抗てんかん薬を服用していない人と同じだと思ってください。

峰子さん　抗てんかん薬をやめてもいいですか？

田中　やめると発作になる可能性が高くなります。ひょっとして、誰かにやめるように言われたのですか？

峰子さん　そうなのです。夫の母から言われました。

田中　カルバマゼピンを服用しながら他の妊婦さんと同じように出産にそなえてください。分娩したあとは授乳もできます。抗てんかん薬は続けましょう。

　この患者さんにも、抗てんかん薬を服用しながら妊娠・出産できることを診察室で説明してありましたが、妊娠が現実のものになり、家族から抗てんかん薬をやめるようにいわれたために、不安が強くなったようです。

　このように抗てんかん薬を服用している女性の患者さんやその家族は、抗てんかん薬が子どもに及ぼす影響が気になります。気になるのであれば、妊娠中の抗てんかん薬を中止すればと思う人もいますが、患者さんの多くは、発作を起こした経験があり、発作を起こせば、「発作そのものがおなかの中の子どもに影響を与えるのではないか」とか、「発作のときに自分が受傷するのでは」とか、「家族が発作を見れば心配するだろう」とか、といろいろと考えます。患者さんは「子どもに与える影響を考えて、出来れば抗てんかん薬をやめたいけど、やめたら発作がおきるかも」と不安になります。

5章　妊娠・出産と薬　133

　私のクリニックに通院する女性患者さんから生まれた112人の子どものなかに、体の表面の奇形やあるいは心臓などの内臓の奇形（生まれたあとに医療が必要になった奇形です）を認めた子どもは3人いました。

　さて、抗てんかん薬を服用する女性から生まれた子どもについては、沢山の患者さんのデータを集めた研究があります。
　その結果を見ると、2種類以上の薬を服用していた女性から生まれた子どものほうが、1種類だけの薬を服用していた女性から生まれた子どもよりも、健康障がいが多いことが知られています。このことは、抗てんかん薬は、できれば1種類だけで治療する方が望ましいということを示しています。

　もう一つの疑問は、抗てんかん薬はたくさんの種類がありますが、「**どの抗てんかん薬が、子どもに影響を与えるのか**」というものです。
　どの薬が子どもに影響を及ぼすか検討するためには、抗てんかん薬であるバルプロ酸だけを服用している女性から生まれてきた子ども、カルバマゼピンだけを服用している女性から生まれてきた子どもを、それぞれ数多く集める必要があります。
　EURAP（European Registry of Antiepileptic drug and Pregnancy）という研究グループが、抗てんかん薬を服用する女性の患者さんから生まれてきた子どものデータを集めて研究しています（ヨーロッパを中心にアジアの国々、オーストラリアなど40ヶ国以上の医師がが参加しています）。この研究は、妊娠が分かった時点で患者さんを登録して、子どもが1歳になるまで追跡する前方視的方法を取っているので信頼性があり、てんかんを専門とする医師はその結果に注目しています。

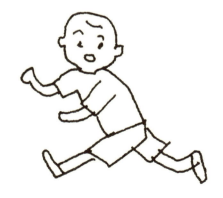

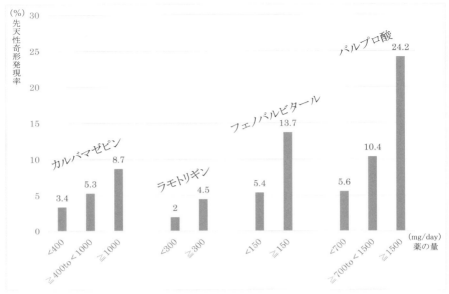

＜EURAP 研究（2011年，Tomson. T 教授ら）の引用を一部改変＞

　EURAP の研究成果の一部になりますが、カルバマゼピンを服用した女性から生まれてきた子どもの奇形の発現頻度を、ラモトリギンを服用した女性から生まれてきた子どもの奇形の発現頻度、フェノバルビタールを服用した女性から生まれてきた子どもの奇形の発現頻度、バルプロ酸を服用した女性から生まれてきた子どもの奇形の発現頻度と比較してあります。

　結果の一番左はカルバマゼピンだけを服用していた患者さんのデータです。カルバマゼピンでは 400mg/day より少なければ先天性奇形発現率は 3.4％、400mg/day 以上で 1000mg/day より少なければ先天性奇形発現率は 5.3％、1000mg/day 以上では先天性奇形発現率は 8.7％でした。

　結果をざっくり見ると、カルバマゼピンもラモトリギンもフェノバルビタールもバルプロ酸も、服用量が多くなると、子どもに奇形が発現する割合が高くなることがわかります。

　私はこの研究結果を見て、カルバマゼピンは多くとも 400mg/day まで、

バルプロ酸については、600mg/day までで治療するように女性の場合は心がけています。

バルプロ酸を服用する女性の子どもの発達

　子どもが生まれたときに外見上の健康障がいがなかったとしても、生まれた子どもが、みんなと同じように健康に育ってくれるかと心配するものです。

　2009 年にアメリカの Meador 先生が バルプロ酸を服用する女性から生まれた子どもの 3 歳時点の IQ が低いことを指摘され話題になりました。この報告も、妊娠を希望する女性にはバルプロ酸の処方を避けるべきだという意見を支持することになりました。

　ところがその後、Meador 先生は 2013 年に、バルプロ酸 1000mg/day 以下を服用している女性から生まれた子どもの 6 歳時点の IQ は、カルバマゼピンやラモトリギンやフェノバルビタールを服用していた女性から生まれた子どもと比較して、優位差がなかったと報告しています。

　この研究もまた、生まれてくる子どもの知的発達という側面から考えても、バルプロ酸を大量に服用するのはよくないことを示しています。

　以下に当院に通院中に妊娠し出産した患者さんの、実際の経過を説明します。発作が止まっている状態で妊娠出産した人と発作が止まっていない状態で妊娠出産した人です。

3. 妊娠・出産

発作が抑制されて妊娠・出産した人
症例 1　特発性全般てんかん　22 歳

　てんかんが始まったのは 15 歳。大学卒業後に都内の企業に就職。就職半年後の 10 月に会社で仕事中に 2 回倒れたことがあります。発作は、全身がガクガクけいれんするもので、当院で記録した脳波には全般性のてんかん発射を認められました。特発性全般てんかんと診断しました。

治療については、15歳からバルプロ酸の服用を開始していました。しかしバルプロ酸の服用を中断すると発作がおきていました。22歳で当院を初診した時にはバルプロ酸600mg/dayを服用していました。当院を受診したとき、「このまま、抗てんかん薬バルプロ酸を服用しながら、妊娠したいけど、大丈夫でしょうか」と質問がありました。

　この患者さんのこれまでの経過を見ると、バルプロ酸を中断したときに発作がおきていたので、バルプロ酸は、発作に対して有効と判断した。またバルプロ酸の服用量は600mg/dayで、多くないと判断しました。これらのことを考慮して、このままの量のバルプロ酸を継続し、26歳の時、妊娠し出産。生まれた子どもに健康障がいはありませんでした。

症例2　症候性部分てんかん　26歳

　25歳のときに結婚し、現在は専業主婦。夫とともに、結婚の準備を進めているときに、夫が発作に気付きました。夫の話にしたがえば、一瞬動作が止まって、表情が少しこわばる状態を、週に1回あるいは2回、目撃しています。発作に気が付いたときには、症状が目立たないので、病院を受診しませんでした。ところが、夜中にうーっと発声して、体がかたくなって、泡を吹くことがあったために当院を受診しました。

　当院では発作の内容と、脳波検査の結果をもとに部分てんかんと診断し、

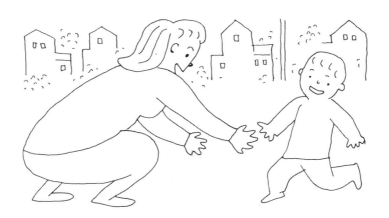

カルバマゼピンを 100mg/day から開始。300mg/day に増量してからは、発作は消失しました。カルバマゼピンを継続しながら、妊娠し男児を出生しました。生まれた子どもに健康障がいはありませんでした。

発作が反復している状態で妊娠・出産
症例3　症候性部分てんかん　25 歳

　23 歳で結婚した直後に脳炎に罹患。脳炎から回復したあとにてんかんが発病。発作の内容は、顔色が白くなり意識が曇るもので回復までに 10 分以上かかりました。

　25 歳で、当院に初診。その時の夫の話にしたがえば、発作が月に 2 ～ 3 回反復し、時々、二次性全般化（強直間代）発作も見られたそうです。脳波には前頭部から側頭部にかけててんかん発射が反復。部分てんかん（発作型は複雑部分発作と二次性全般化発作）と診断しました。初診時には、カルバマゼピン、フェノバルビタール、フェニトイン、ガバペンチンを服用していました。

　抗てんかん薬を調整した結果、発作頻度は 2 か月に 1 回程度に減少、全身がけいれんする発作は見られなくなりました。カルバマゼピン 600mg/day、フェノバルビタール 90mg/day、トピラマート 150mg/day を服用しながら、29 歳で妊娠して、出産しました。生まれた子どもには健康障がいもなく元気にしています。

第 6 章

てんかん治療の進歩と交通事故と運転免許

6章　てんかん治療の進歩と交通事故と運転免許　　141

　2011年4月に栃木県鹿沼市で、てんかんの患者が運転するクレーン車が、登校中の小学生の列に突っ込み、児童6人が死亡した事故がありました。2012年4月にも、京都・祇園で、てんかんの患者が発作をおこし、運転する軽ワゴン車が暴走し、歩行者19人が死傷した事件がありました。さらに、2015年8月には東京の池袋で、てんかんがある医師の車が、歩道に乗り上げ5人が死傷する交通事故がありました。

　このような事故はあってはならないものです。

　鹿沼市でてんかんの患者がおこした交通事故のあと、患者さんから多くの質問がありました。質問を、それぞれのてんかんにわけて、整理してみました。

患者さんが語る交通事故

◆小学6年　男子　幸村くん　特発性部分てんかん

　幸村くんは、5歳時にてんかんが発病。6歳の時に、当院を初診し、特発性部分てんかんと診断されました。抗てんかん薬であるスルチアムの服用を開始したあとに発作が消失しました。10歳のときに記録した脳波にてんかん発射が消失していたので、スルチアムを少しずつ減らしはじめて、11歳の時に中止できました。現在12歳になりましたが、6歳のときから6年間にわたって、発作がない状態が続いています。

　すでに薬を中止した幸村くんから質問がありました。事故があった、その半年後の事です。事故の報道は、小学校6年生にも、影響が及んでいました。

幸村くん　ぼくはてんかんだから、車の免許を取れないのですか？

田中　幸村くんは、発作もなく、薬も服用していません。車の運転免許がとれる18歳になれば、免許を取れます。

幸村くんの母（以下、母）　それでもタクシーの運転手などの特殊な免許（二種免許）は無理ですね。

田中　幸村くんは、最終発作が6歳の時にあり、すでに5年以上発作がありません。このまま発作がない状態が続けば、18歳のときには、薬をや

めてから7年間がたち、11年間発作がないことになります。まず、普通免許を取得できます。普通免許を取得してから3年がたてば、てんかんがなかった人と同じように二種免許も取れますよ。

母 また発作になって、ひょっとすると、この子が事故を起こすかもしれないなんて考えてしまいます。

田中 昭和35年当時の道路交通法をあてはめると、幸村くんもてんかん患者になってしまい、運転免許を取れないことになります。平成14年（2002年）6月に道路交通法が改正された結果、運転免許は、運転に支障するおそれのある発作頻度が2年間なければ、取得可能になりました。

母 てんかんの人は、みんな幸村のように、何年か薬をのめば、薬をやめられるのですか？

田中 てんかんの人がみんな薬をやめられるわけではありません。幸村くんのてんかんは、発作が子どもの時に始まりますが、その発作が薬で止まりやすく、思春期になると薬をやめられるてんかんなのです。

◆**29歳男性　正志さん　特発性全般てんかん**

　正志さんは、高校生のときに初めて強直間代発作がありました。19歳のときに当院を初診して、特発性全般てんかんと診断されて、バルプロ酸を開始しました。その後は、発作はありません。

　23歳のときから、免許を所有して運転しています。これまでに交通事故を起こしたことはありませんが、新聞でてんかんを持つ患者さんがおこした死亡事故の報道があってから、彼女の母親が、「彼が運転している車に乗ることはやめて欲しい」と言うようになりました。

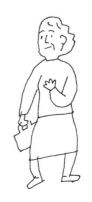

田中 正志さんが、彼女の母に、自分の病気や運転免許について理解してもらうしかないですね。

正志さん 誰が説明するのですか？

田中 正志さんですよ。

正志さん 先生から説明してくれませんか？

田中　私ならば次のように説明します。まず正志さんのてんかんは、薬が非常によく効くてんかんであること。2002年から、2年以上発作がなければ運転できることが、法律で決まっていること。

正志さん　彼女が（彼女の）お母さんに、田中神経クリニックに行って、先生の説明を聞くように誘ったのですが、お母さんは頑固で、クリニックには来てくれそうにありません。

田中　彼女のお母さんがクリニックに来ないのなら、正志さんが、自分で自信を持って『僕は医学的には治しやすいてんかん。法律を守って運転している』と言ってほしいです。

正志さん　そうですね。『私のてんかんは、特発性全般てんかん、薬を服用して発作が止まれば、みんなと同じようにやっていける』と言います。

田中　正志さんは、法律を破るようなことをしていませんよ。ただし抗てんかん薬は続けてください。

◆36歳男性　仁さん　症候性部分てんかん

　仁さんのてんかん発病は33歳。妻が入院する病院で、妻の子宮筋腫の手術について説明を受けているときに、初めて意識が曇る発作がありました。近くの医者で、てんかんと診断されて、抗てんかん薬の服用を開始しましたが発作が止まらないために、36歳のときに当院を受診。

　診断は症候性部分てんかん。妻と本人の話をまとめると、胸のあたりが気持ち悪くなってから意識が曇る発作を月に2〜4回ぐらいの頻度で反復していました。私からは、抗てんかん薬をカルバマゼピンに変更するように提案しました。

仁さん　先生が言うように、カルバマゼピンに変更します。運転免許の件で話があります。実は、運転免許の更新が、来年にあるけど、免許は取り上げられるのでしょうか？

田中　まず大事なのは、運転しないことです。

仁さん　発作があることを、公安委員会に、明日にでも伝えた方がいいのでしょうか？

田中　今日から運転をしないでください。それで、次回の免許を更新する

ときに、そのときの発作の状況を、免許センターで正確に伝えて下さい。

仁さん ということは、来年、私の免許は、取り上げられることになるのでしょうか？

田中 保留になります。

仁さん このあとカルバマゼピンが有効で、1年間発作がなかったとしても、来年の時点では、免許は取り上げられますね。

田中 免許が取り消されてから、3年未満の間に、発作がない状態が2年続けば、免許の再取得が可能です。

仁さん また自動車学校に行くのですか？

田中 学科試験と技能試験は免除されるので、自動車学校に行く必要はありません。

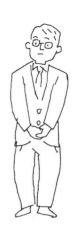

　仁さんの発作は、当院受診後、抗てんかん薬（カルバマゼピン）を服用したところ意識が曇る発作が止まりました。37歳のときには免許証は保留になりましたが、38歳のときに、発作がない状態が2年間続いたので免許証が再交付されました。

◆ **41歳男性　哲也さん　症候性部分てんかん**

　哲也さんの妻の話にしたがえば、30歳ごろにてんかんが発病。発作のとき、哲也さんは表情が変化して動作が止まり、呼びかけても返事がない状態が10秒ほど続いて、終わります。近くの病院では、動作が止まるような発作があれば運転しない方がいいと言われましたが、腑に落ちず当院を受診しました。運転免許は、てんかん発病前に取得しています。

哲也さん 私は、運転中に発作になることはない。なのに、前の病院の先生は運転をやめるようにと言う。てんかん専門の田中先生なら、自分が運転中に発作にならないことを、証明してくれると思って受診した。

田中 意識が曇る発作があれば、運転は危険です。運転中に発作がおきないという保証はできません。

哲也さん　私の発作は、午後5時より前におきることはないです。運転は午後5時までに終わります。だから、運転中には発作はおきない。私は運転してもよいことを、専門医として、診断書を書いて欲しい。

田中　そのような診断書は書けません。哲也さんは、睡眠中だけではなく覚醒中にも発作があります。今後、夕方5時よりも前、すなわち運転中に発作がおきる可能性はあります。

哲也さん　午後5時より前に発作がおきたことはないのですよ。

田中　薬で発作が2年間止まっていれば、免許を取得できます。まず、治療したほうが良いでしょう。現時点で運転することは、危険です。運転は中止してください。

　哲也さんは、当院を1回受診しただけで、その後は、当院に受診していません。

てんかん治療の進歩と運転免許

　抗てんかん薬として1969年にカルバマゼピンが、1975年にバルプロ酸が発売されています。現在も、カルバマゼピンは部分てんかんの第一選択薬として、バルプロ酸は全般てんかんの第一選択薬として定着しています。私の診療経験でも、これらの薬を服用することによって、発作が抑制された患者さんが多くいます。加えて、2006年から新規抗てんかん薬が日本でも発売され、従来の抗てんかん薬の服用で発作が抑制されなかった患者さんの発作が抑制されるようになってきました。発作が抑制される患者さんが増えれば、運転が可能になる人が増えます。

　治療をうけててんかんの発作が消失し、18歳以上になっても、てんかんがない人と同じように運転免許を取れなければ、これは人権の侵害にあたるように私は思います。世界的にも、てんかんを理由に生涯にわたり免許を禁止する国は少なくなってきています。

　治療の進歩と、患者さんをとりまく人権意識の高揚の中で、日本も2002年には道路交通法が改正されて、てんかんと診断されていても運転に支障を及ぼす発作が2年以上なければ運転免許を取得できるようになりました。

私の診療経験からは、哲也さんのような人、すなわち、発作があるにもかかわらず、運転中に発作がないと言い張る人が、運転中にてんかんの発作になり、事故をおこしていると考えられます。

最も多かった質問「先生の患者さんは事故をおこしていますか？」

　患者さんに聞かれた質問のなかで、1番多かったものは、「先生が診察している患者さんは事故をおこしたことはないのか？」という質問です。

　私は、質問があった患者さんに以下のような内容を伝えました。
「私が、このクリニックで診療してきた患者さんの中で、運転しているときに発作がおきて、その結果、交通事故になった経験がある人は6人います。6人とも、症候性部分てんかんがある人で、発作が抑制されていない人でした。そのうち4人は、事故を起こしたあとに運転を中止しています。残りの2人は、抗てんかん薬を使った治療、あるいは外科手術によって発作が止まったので運転を再開しています」

交通事故の報道をてんかんの理解に

　鹿沼の自動車事故があったその3か月後、横浜市栄区にある知的障がい者の施設長から、「交通事故はあってはならないことだが、この事故がてんかんがある人に対する誤解につながってはいけない。てんかんとはどういう病気なのかを、一般市民に伝える講演会をしてほしい」と私に依頼がありました。

　誤解につながらないようにするにはどうしたら良いか、ヒントを伺えないかと聞くと、その施設長は「以前、田中先生の話を聞いて、てんかんが一つの病気でないことがわかった。てんかんがあっても、運転できる人、できない人がいるはずだ。いろいろなてんかんがあることを知らないと、てんかんはすべて危険だから、てんかんを持つ人は全員、運転はダメ、ということになってしまう」と話されました。

　この意見をもとに、講演会で私は、『てんかんは一つではなくいろんな種類があり、運転が可能な人もいれば、治療によって発作が止まらないために運転しない方がいい人もいること』を話しました。さらに、『発作が

止まらない人は、患者さんが自主的に運転を止めていること、発作が止まらないにも関わらず、また医師や周囲の人の助言にも関わらず、運転をしようとする人はごく一部の人であること』を伝えました。

道路交通法の改正

鹿沼市で交通事故が起きたのは、2011年でした。その後、2014年6月に道路交通法がさらに改正されて、運転することができない状態であるのに運転をし続ける人を、医師が、公安委員会に任意で届け出ることができることになりました。

2016年2月5日の産経新聞の記事によれば、2014年6月に道路交通法が改定されてから1年間で、近畿2府4県でてんかん診断の届け出が1件にとどまることが、各府県警への取材でわかったとのこと。また記事の中に、「届け出はほとんどない。遺族らは届け出義務化の必要性を訴えるが、医師側は『義務化で、むしろ事故は増える』と否定」との記載がありました。

交通事故になれば、人を傷つけるだけでなく、自分自身が傷つくかもしれません。また、社会的な信用を無くし、罰金や賠償金額が高額であれば、経済的に苦しくなる可能性があります。このようなことは、てんかんの多くの患者さんも、患者さんの家族もわかっています。警察への届け出が少ない理由については、意識が曇る発作があり運転してはいけない人の多くは、自発的に運転を止めている人が多いからだと思います。

ならば、どのような人が事故を起こすのか？　私のこれまでの診療経験からは、発作があるにも関わらず、家族や医師が危険であることを伝えても、自分は運転中に発作にならないと独断する人です。

私が危惧するのは、以下のようなことです。

てんかんは医学的には、発作を繰り返す病気であるにもかかわらず、辞書を引くと、てんかんの患者さんは、あたかも、精神的にも病んでいるかのように受け止められる説明があります。辞書が間違っていると考えるよりも、私たちが使うてんかんということばに、そのような意味が歴史的に

含まれてきたと考えるほうが自然です。そのてんかんという言葉の辞書的な意味に、てんかんの患者さんがおこした交通事故の報道を重ね合わせて、「てんかんの患者さんは、運転すれば事故が起きる」という誤解につながることを危惧します。もちろん交通事故はあってはならないことです。しかし一方で、すべてのてんかんの患者さんの運転が危険と考えることもあってはならないことです。

平成26年6月1日の改正道路交通法の施行により、

運転免許の取得時や更新時に質問票の提出が義務付けられました。

質 問 票

次の事項について、該当する□に✔印を付けて回答してください。

1	過去5年以内において、病気（病気の治療に伴う症状を含みます。）を原因として、又は原因が明らかでないが、意識を失ったことがある。	□はい □いいえ
2	過去5年以内において、病気を原因として、身体の全部又は一部が、一時的に思い通りに動かせなくなったことがある。	□はい □いいえ
3	過去5年以内において、十分な睡眠時間を取っているにもかかわらず、日中、活動している最中に眠り込んでしまった回数が週3回以上となったことがある。	□はい □いいえ
4	過去1年以内において、次のいずれかに該当したことがある。 ・飲酒を繰り返し、絶えず体にアルコールが入っている状態を3日以上続けたことが3回以上ある。 ・病気の治療のため、医師から飲酒をやめるよう助言を受けているにもかかわらず、飲酒をしたことが3回以上ある。	□はい □いいえ
5	病気を理由として、医師から、運転免許の取得又は運転を控えるよう助言を受けている	□はい □いいえ

　公安委員会　殿　　　　　　　　　　　　　　　　　　　　　　　年　　月　　日
上記のとおり回答します。　　　　　　　　回答者署名 _____

（注意事項）
1　各質問に対して「はい」と回答しても、直ちに運転免許を拒否若しくは保留され、又は既に受けている運転免許を取り消され若しくは停止されることはありません。
　（運転免許の可否は、医師の診断を参考に判断されますので、正確に記載してください。）
2　虚偽の記載をして提出した方は、1年以下の懲役又は30万円以下の罰金に処せられます。
3　提出しない場合は手続ができません。

交通事故を減らすために

てんかんの患者さんの事故を減らすために必要なことは、患者さんの発作を減らすことです。てんかんは適切な治療によって、多くの人（すべてとは言うつもりはありませんが）の発作が止まります。

私のこれまでの経験では、全般てんかんの人に全般てんかんに有効な薬が、部分てんかんの人に部分てんかんに有効な薬が処方されると、発作が消失する可能性が高くなります。

また、てんかんの患者さんの中には、発作が止まって抗てんかん薬をやめられる人もいますが、やめると発作が再発しやすい人がいます。再発しやすい患者さんの抗てんかん薬は中止しない方が無難です。

このようなてんかん診療の基本を知っている医師が診療すれば、患者さんの発作は止まる可能性がありますし、また、不用意に抗てんかん薬を中止したために出現する発作も少なくなります。

もし運転をしたいという希望がある患者さんの発作が止まらない場合には、医師は、公安委員会に報告するよりも、その患者さんをてんかんセンターや、てんかん専門医に紹介するほうが、交通事故を減らすために重要と考えます。

てんかん学会のホームページを見れば、専門医がいる病院やクリニックを探せます。また国や行政は運転したいけど発作が止まらない、なんとかしたいと思う患者さんに、必要な医療が届けられるように、患者さんを支援する体制を作ってほしいと思います。

具体的には、すでにいくつかあるてんかんセンターの診療機能を充実させたり、てんかん専門医が少ない市町村があればその中核病院（市立病院や県立病院など）に、常勤あるいは非常勤で、てんかん専門医を勤務させててんかん専門外来を作ったりしてほしいと思います。

交通事故を減らすためには、てんかんの患者さんと、てんかん専門医の距離を縮めることが先決です

　危険な状態で運転している患者さんを公安委員会に報告することだけを考えるのは、得策ではありません。もし、公安に危険な運転をしている人を届ける制度だけが先行すれば（免許を取りたい患者さんが、医師に発作があったことを報告しない可能性が生じるため）てんかんの患者さんと専門医との距離を広げることになりかねません。患者さんと専門医の距離が広がれば、発作が止まらない人が増える可能性があります。そうなると、『（届け出の）義務化で、むしろ事故は増える』という文言は、理解できなくもありません。

第 7 章

てんかん診療Ｑ＆Ａ

1. 診断や検査に関するQ&A

Q　症状がてんかんに似ているためにてんかんと間違えられる病気がありますか？

A　あります。てんかんだと思って当院に受診した患者さんの中の10人に1人は、発作のときの様子や、脳波検査をもとに、てんかんではないと判断されました。体の一部が繰り返し動いても、あるいは体の一部が繰り返しピクピクしても、あるいはまた意識が曇ったとしても、てんかんではないことがあります。

　てんかんとして治療していたけれども、治療にも関わらず発作が改善しないときにも、てんかん発作ではない可能性を考慮してください。

　実はてんかんではなかった患者さんの病名としては、発作性運動誘発性舞踏アテトーシス・ジストニア・睡眠障害・失神・熱性けいれん・チック・泣き入り発作・パニック障害の、発達障がいの人にみられた常同行動、めまいなどです。

症例1：パニック障害がある亮子さん（32歳）。てんかん発作のような症状が現れた

　亮子さんは、専門学校を卒業後に家業を手伝っています。高校2年の頃から、苦しいといって深呼吸をくりかえす状態があり、パニック障害と診断を受けて、近くの精神科で治療を続けていました。

　3年ほど前から、深呼吸を繰り返し、右手を握ったり開いたりする動作が見られるようになりました。この動作は、10分から30分程度続きました。家族は、右手を握ったり開いたりする動きはてんかん発作ではないかと考えて当院を受診しました。

　診察室で家族に聞いたところでは、右手を握ったり開いたりする動きを繰り返しているあいだに、患者さんは会話をしませんが、家族が話しかけると首を振って反応します。また、右手を握ったり開いたりする動きに引き続いて意識が曇ったり、倒れたりすることはありません。当院で記録し

た脳波検査には、てんかん発射はありませんでした。

この状態は、3年前に、亮子さんの妹が結婚したころから始まりました。妹が夫と子どもをつれて、父母のもとに泊りがけで帰省したあとに、よくおきます。母親の話では、活発で成績も優秀であった妹に対して、患者さんは中学生のころから劣等感を抱いていたようです。患者さんは、妹が父母のもとに帰ってくると、妹の子どもと遊んで楽しそうな表情を見せているので

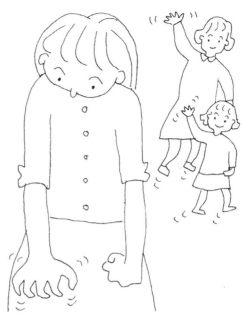

すが、妹が帰ると右手を閉じたり開いたりする動作が出てきます。

私からは、亮子さんと家族に「右手を握ったり開いたりする動きはてんかん発作ではないので、抗てんかん薬は不要です。引き続き、精神科で治療を受けたほうが良いでしょう」と伝えました。

症例2：てんかんの発作が治療によって止まっていたが、母親が夜勤を始めてからこれまでと違う発作性の症状が現れた和美さん（7歳）

和美さんは7歳の女の子。4歳のときに眠った直後に右側の口元がピクピクする発作が反復し、特発性部分てんかんと診断されました。スルチアム（抗てんかん薬）を服用後に、消失していました。

ところが7歳のときに、「和美にこれまでとは違った発作がでてきました」と母親が受診。「新しい発作は、おばあちゃんが、寝かしつけようとすると、頭部を右側に振って『うっ』と発声する短いもので、その短い発作はくり返しあらわれました。10分以上止まらないこともあります。困ったおばあちゃんは、病院で夜勤をしている私に電話をしてきます。私と話

し始めると、和美の発作は止まるようです」

　母親は、夜勤のときには、母親がいない寂しさのあまりに、もともとあったてんかんが悪くなって、新しい発作が出てきたのでは、と心配のようでした。

田中「口元がピクピクする以前の発作の内容と新しい発作の内容はまったく違っています。1人の患者さんが、内容が異なる2つの発作を持つことは稀です。念のために今回記録した和美さんの脳波は、これまでと同じで、悪くなっていません。以前にあったてんかんが悪くなったのではありません。薬は変更しないで様子を見ましょう」と説明しました。

　およそ1ケ月後、「夜勤をやめたら、頭部を右側に振って『うっ』と発声する動きは止まりました」と母親。私からは、「和美さんの気持ちの中の『ご不満状態』が体にあらわれたと考えられます。医学的には、チックと診断されるものです」と伝えました。

Q　てんかんを診断するうえで、CT 検査や MRI 検査が必要ですか？

A　てんかんの診断については、発作の症状と脳波をもとに診断します。CT や MRI は必ずしも必要ではありません。

　発作の症状と脳波検査をもとに、症候性部分てんかん、あるいは症候性全般てんかんと診断された患者さんに対しては検査するように勧めています。つまり、症状や脳波から、頭の内部に病変がありそうならば検査をすすめます。ただし、小児や発達障がいを合併するために、患者さんが CT や MRI 検査への協力が難しいときには、無理をして検査をしない方が良いでしょう。

症例：MRI 検査をしたことによって脳の病変が発見された百合さん（38歳）

　百合さんは、19歳のときにてんかんを発病し、意識が曇る発作が、35歳までに5回ありました。36歳のとき当院で記録した脳波検査では、右

側頭部に異常が発見されたので、てんかんについては、症候性部分てんかんと診断の上で、脳外科でMRI検査を受けたところ、脳（右の側頭葉）に海綿状血管腫があるといわれました。発作はカルバマゼピンを服用したあとは見られていません。また脳外科でMRI検査を年に1回受けています。

Q 頭の外傷が原因で、てんかんが発病することがありますか？
A あります。

症例：外傷を受けたあとに、てんかんを発病した次郎さん（38歳）

　次郎さんは、25歳のときに交通事故で頭部を打撲して、しばらくの間、意識障がいが続きました。意識障がいから回復したあとに、右手がピクピクと動く発作が始まり、繰り返しました。右手がピクピクする発作は、10秒ぐらいで終わり、家族も気づかない程度の軽いものですが、月に1回ほど、右手がピクピクしたあとに右半身がけいれんし、意識が曇ることがあります。脳波検査には、頭の左半球にてんかん発射が反復しています。

　カルバマゼピンを服用したあとに、発作は止まっています。

　右手の指がピクピクする動きと脳波検査をもとに、頭部外傷のあとに始まった部分てんかんと診断しました。頭に強い外傷を受けたあとに、けいれんや意識が曇ることがあれば、てんかんを考慮してください。

Q 脳波検査はどれぐらいの頻度で受けますか？
A 脳波検査が一番必要なのは、問題になっている症状がてんかんかどうかを考える場合や、てんかんが部分てんかんなのか、全般てんかんなのかを考えるときです。

　症状から考えててんかんが強く疑われるものの、脳波検査にてんかん発射が見つけられないときには、繰り返し検査することがあります。

　また、抗てんかん薬を服用して治療しているにも関わらず発作が抑制されていないときには、発作の症状の内容を確認したり、脳波検査を繰り返したりして、てんかんの診断を見直すことがあります。

　てんかんの診断がはっきりして、しかも、服用している抗てんかん薬が

発作に対して有効で、かつ、薬の副作用がなければ、次の脳波検査を急ぐ必要はありません。

Q　脳波検査で治療効果を判断できますか？

A　脳波だけで、抗てんかん薬が有効か、あるいは、無効かについての判断はしない方が良いでしょう。発作の治療については、患者さんの「発作が少なくなっているか」「生活が改善しているか」を中心にして判断します。

　特発性部分てんかんの患者さんでは、思春期になると、脳波のてんかん発射が少なくなってきます。脳波に見られるてんかん発射も考慮にいれて、抗てんかん薬の中止時期を検討します。

　特発性全般てんかんでは、抗てんかん薬を使って発作が抑制されると、脳波のてんかん発射が少なくなる人が多く見られます。ただし、特発性全般てんかんの患者さんでは、脳波のてんかん発射が減っても、抗てんかん薬を中止すると発作が現れる人がいますので注意が必要です。

　症候性部分てんかんの患者さんや症候性全般てんかんの患者さんにおいても、治療によって発作が止まると、脳波のてんかん発射が少なくなる患者さんがいます。ただし、脳波に改善が見られても、抗てんかん薬を中止すると発作が現れることがあるので注意してください。

Q　血中濃度検査は必要ですか？

A　大変有用な検査です。抗てんかん薬を使った治療を始めるときには、服用する抗てんかん薬を少量で始めて少しずつ増量しますが、抗てんかん薬を増量していくときに、服用している抗てんかん薬がどの程度、血液の中にあるかを確認するために血中濃度検査をします。

　抗てんかん薬が多くなりすぎないようにするために抗てんかん薬の血中濃度は参考になります。バルプロ酸では $100\,\mu\mathrm{g/ml}$ 前後になったら、カルバマゼピンでは $12\,\mu\mathrm{g/ml}$ 前後になったら、フェノバルビタールでは20

μg/ml 前後になったら、フェニトインでは 20μg/ml 前後になったら、ラモトリギンでは 15μg/ml 前後になったら、レベチラセタムでは 40μg/ml 前後になったら、患者さんに眠気やふらつきなどの副作用が現れる可能性が高まります。これらの数値に近づいてきたら、患者さんに、眠気やふらつきなど、不都合なことがないかを、問診して確認します。

　抗てんかん薬については、ごく少ない量で、不調を訴える患者さんもいますので、抗てんかん薬の血中濃度だけで副作用を判断しないことも重要です。

症例：血中濃度検査をした結果、食欲不振の原因がフェニトインであった
**　　　美奈さん（52 歳、体重は 50kg）**

　重度知的障がいに加えて、小児期から歩行障がいがあります。発作は小児期に始まり 30 歳まで毎日のように発作がありましたが、30 歳を過ぎてからは発作が少なくなり、週に 2 ～ 3 回の頻度で発作が反復していました。

　発作の内容は、ゆっくりと前屈しながら頭部が右側に回旋するものです。脳波には右側にてんかん発射が見られ、診断は部分てんかんと診断されています。薬は、最近 10 年間は、フェノバルビタール 60mg/day とフェニトイン 200mg/day を服用していました。

　2 年前の冬に、食欲がなくなり、上半身が前屈して、呼びかけをはじめとする周囲からの刺激に対する反応が乏しくなりました。抗てんかん薬の血中濃度検査をしてみるとフェニトインの血中濃度が 42μg/ml に上昇していました。フェニトイン血中濃度が高いために、反応が乏しくなっていると考えてフェニトインを 175mg/day に減量すると、減量 5 日目から食欲や周囲に対する反応は改善し、表情が豊かになりました。

　この患者さんは、加齢にともない、薬を処理する内臓機能が落ちてきて、同じ量のフェニトインを服用していたにも関わらず血中濃度が上昇したものと考えられます。

Q　抗てんかん薬の血中濃度があがれば発作はとまりますか？

A　血中濃度が上がっても、発作が止まらないことがあります。たとえばバルプロ酸を増量して、バルプロ酸の血中濃度が上がっても、発作が少なくならない、あるいは発作が止まらないときには、バルプロ酸は、発作に対して十分な効果がないと考えてください。そのときには、てんかんの診断を、再検討します。そのうえで抗てんかん薬を検討します。

　どこまで、抗てんかん薬を増量するかを検討するときにも、血中濃度検査を参考にします。少しの量で発作が止まらないときには、バルプロ酸では100μg/ml前後まで、カルバマゼピンでは12μg/ml前後まで、フェノバルビタールでは20μg/ml前後まで、フェニトインでは20μg/ml前後まで、ラモトリギンでは15μg/ml前後まで、レベチラセタムでは40μg/ml前後まで、増量します。ただし、患者さんによっては、血中濃度が低くても、副作用が現れることがあるので、血中濃度だけではなく患者さんの訴えや症状にも注意を払います。

Q　現在服用している抗てんかん薬の血中濃度が下がったときには増量したほうがいいですか？

A　当院では、血中濃度が下がっても、発作が止まっていれば、抗てんかん薬の服用量を増やさないようにしています。抗てんかん薬の血中濃度が下がったときに発作が増えたことが確認された患者さんにおいては、抗てんかん薬を増量することがあります。

　特発性全般てんかんの患者さんで、バルプロ酸の血中濃度が20μg/ml以下の少ない量で発作が抑制されている患者さんや、症候性部分てんかんの患者さんで、カルバマゼピンの血中濃度が2μg/ml以下の少ない量で発作が抑制されている患者さんがいます。

　それぞれの患者さんに必要な量を服用することが、大切です。

2．治療や医療に関するＱ＆Ａ

Q　子どものてんかんは小児科の先生がみてくれますか

A　てんかんの診療をしていない小児科の先生もいます。小児科の先生の中には、心臓の病気を専門にしている先生、血液を専門にしている先生、自閉症などの発達障がいを専門としている先生もいます。小児科の先生がすべててんかん診療の経験があるとは言えません。

症例：ピクピクする症状が、てんかんだと診断されずに、そのあとに大きな発作になった和樹君（3歳、20XX年4月に当院を受診）

母　（20XX年の）お正月に、一瞬だけ腕がピクンとする発作が始まりました。朝食や夕食中の発作の時に、スプーンやおにぎりを落としました。正月休み明けに、近くの小児科のお医者さんを受診したら、（てんかんの）発作でないと言われました。このときは、脳波検査を受けていません。

田中　倒れることはなかったのですか？

母　2～3回しりもちをついたことがあります。本人はびっくりしていました。しりもちをついたので、もう一度、近くの小児科のお医者さんにいくと、『その程度なら様子を見ましょう』と言われました。そう言われたのは、1月13日でした。でも、心配になったので総合病院を受診すると、2月5日に『脳波検査をしましょう』と言われました。ところが検査を受ける前に、全身がピクンピクンと動く発作が止まらなくなったので、救急車で総合病院に行きました。その発作を携帯電話に記録しました。

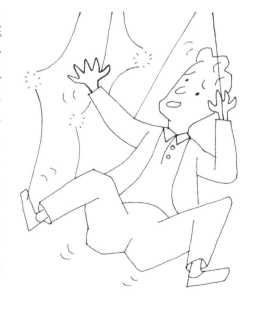

田中 ぜひ見せてください。発作の症状を確認するために、大変助かります。

　動画には和樹君の全身が写っていました。顔を見ると、上まぶたや、顎がピクンと動いています。左右の腕や、左脚も右脚も左右差なくピクンと動いています、そのピクンとした動きが少し間をあけて繰り返していました。お母さんが呼びかけていますが、和樹君の反応はありませんでした。

母 救急車で行った病院で点滴を受けました。発作が止まりましたが、ふらふらしていたので入院になりました。翌日に脳波検査を受けて、バルプロ酸を服用しましょうと小児科の先生に言われました。1週間ほど入院しました。けれど、バルプロ酸服用後にもピクピクが止まらないので心配になり、インターネットで小児のてんかんの専門の先生がいる病院を探して、2月20日に受診しました。

田中 てんかんの専門の先生から、どのような診断と治療をうけましたか？

母 全般てんかんと言われました。クロバザムが追加されました。そうしたところ、ピクピクする発作が止まりました。

田中 バルプロ酸とクロバザムを服用したあとに、大きな発作もピクピクする小さい発作もないのですね？

母 はい、ありません。

田中 和樹君の発作は全般発作で、小さい発作はミオクロニー発作、大きな発作は強直間代発作と考えられます。全般てんかんの中のミオクロニー失立てんかんだと考えられます。

母 大きな発作になる前に、小児科に行きました。そのときてんかんと診断されていれば、あんな大きな発作は避けられたかもしれないと思うのですが……。

田中 活動中に、ピクピクしてものを落としたり、しりもちをついたりすれば、てんかんが疑われます。この時に脳波検査ができていれば良かったと思います。

母 小児科でもてんかんを診療できない先生はいるのですね。

田中 はい。います。

Q 部分発作には全般発作の薬は効かない？　全般発作に部分発作の薬は効かないのですか？

A　そうとも言い切れません。現在、服用している薬で発作が止まっていれば問題ないです。しかし、発作が止まらない場合には、部分てんかんにはカルバマゼピン、全般てんかんにはバルプロ酸が使われているか、確認してください。

症例1：バルプロ酸で部分発作が止まらなかった淳さん（32歳）

　淳さんは、15歳のとき、学校の友人宅で夜中に発作になりました。本人の話にしたがえば、「友達の家に泊まるときには、友達と同じ部屋に寝るので、友達が自分の発作に気が付く。家では自分は一人で自分の部屋で寝ているので、父母は自分の発作については何も知らないと思う。自分は発作の時のことを全く覚えていない。友人の話では、発作のときには、自分はうーっと発声しながら、足がバタバタ動いていると」と。

　25歳のときに結婚してから、妻に、発作が週に4〜5回あると言われました。妻の携帯電話に記録された淳さんの発作をみると、淳さんの左上肢と左下肢は力がこもっていて、右半身のほうが強く弧を描くように大きく動いていました。

　近くの医療機関でてんかんと診断されて、バルプロ酸を開始。バルプロ酸を少しずつ増量して1日に2,400mgを服用すると、発作が減って、発作の頻度は週に1回ぐらいになりました。しかし、なお週に1回の頻度で発作があり、かつ、眠気が強いので当院を受診しました。

　当院では、左の上肢と下肢がかたくなって、右の上肢と下肢が激しく動く症状と、てんかん発射が頭の左側につけた電極に限って出現したことをもとに、症候性部分てんかんと診断しました。全般発作の薬であるバルプロ酸を少しずつ減量して、部分発作に有効性が高いカルバマゼピンの投与を開始しました。その後、バルプロ酸を中止、カルバマゼピン200mg/dayにしたところ、発作は消失し、眠気も消失しました。

　淳さんには、全般発作で使われるバルプロ酸を服用したあとに、発作が

減ったので、淳さんの発作に対しては、少しは効果を示していたと考えられます。しかし当院で、てんかんの発作は部分発作だと判断し、部分てんかんの選択薬であるカルバマゼピンを使ったところ発作が完全に止まりました。淳さんの部分発作に対してはバルプロ酸よりもカルバマゼピンが有効でした。

症例2：カルバマゼピンでは全般発作が止まらなかった浩さん（14歳）

初診時12歳だった浩さんは小学校2年のときにてんかんを発病。初めての発作は、夏休みの昼寝のあとに、立位から突然に転倒して、体がガクガクして、顔色が悪くなりました。このあと半年に1回もしくは2回の頻度で、同じような発作を反復。小学校3年のときには、水泳中に発作になって、学校の先生に引き上げてもらったそうです。

家族の説明をまとめると、「発作は突然に始まり、手足ともに、力が入って、ガクガクしている。手足の動きに強い左右差はない。顔が少し左を向いていることがある。発作はいつも大きな発作であり、その他に発作はない」とのこと。本人の話をまとめると、「発作の始まりに前兆はない。気が付くと横になっていたり、救急車の中にいたりする」そうです。

家族は「これまでの先生は、発作の時に顔が少し左に動くから部分てんかんと判断されていました。抗てんかん薬として、カルバマゼピンとレベチラセタムが処方されていますが、発作が止まりません」と。

当院で記録した脳波には、全般性のてんかん発射が反復していました。このために、全般てんかんと診断の上で、バルプロ酸を処方し、カルバマゼピンとレベチラセタムを中止しました。バルプロ酸単剤（800mg/day）になったあとに、半年に1回は反復していた発作が、抑制されています。

Q 田中神経クリニックはてんかん外科の手術の必要性について判断できますか？

A 当院で治療を行っても発作が止まらない患者さんについては、外科治

療を考えます。

　私の経験では、外科治療を受けて、発作が止まり、術後の生活が術前よりも改善したと考えられる患者さんの特徴は3つです。

　①てんかんの診断は部分てんかんであった。
　②MRIで脳に小さな異常が確認されていた。
　③発作の症状や脳波検査をもとに、その小さな異常がてんかんの焦点であることが推定されていた。

　患者さんの発作が抗てんかん薬で止まらず、また、患者さんに手術の希望があれば、てんかんの手術経験がある医療機関を紹介しています。

Q　脳梁離断や迷走神経刺激を勧めますか？

A　外科的な治療として、脳梁（左右の脳をつないでいる部分）の離断や迷走神経刺激という方法もありますが、これについては、私のところに通院する患者さんの中にこれらの手術を受けた人の数がきわめて少ないために、その効果については、判断できません。それぞれの、手術件数が多い医療機関を紹介しています。

迷走神経刺激療法とは、2～3時間の外科手術により、直径5cm弱のパルスジェネレータを胸部の皮下に植込み、首の左側にある迷走神経に電極を巻き付け、一定の間隔で繰り返し電気刺激を送ります。てんかん発作の回数を減らしたり、発作の程度を軽くすることを目的にした外科的な治療です。

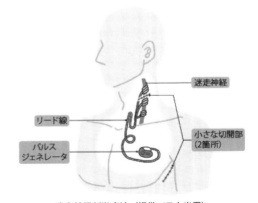

迷走神経刺激療法（提供／日本光電）

Q　抗てんかん薬をやめられた人はいますか？

A　田中神経クリニックで抗てんかん薬をやめられた人は、①特発性部分てんかんの人　②熱性けいれんの人　③てんかんでなかった人　です。

7章　てんかん診療Q & A　　165

　　服用している抗てんかん薬を減量したときに発作がおきるときには、その抗てんかん薬は自分の発作にとって有効であると判断された方が良いでしょう。

　　特発性部分てんかんの患者さんのほとんどの人は、思春期に抗てんかん薬をやめることができています（3章Ⅱを参考にしてください）。
　　特発性全般てんかんのほとんどの患者さんは、抗てんかん薬を使った治療で発作は抑制されますが、10年以上発作がなかった人でも、抗てんかん薬をやめたあとに発作が現れたケースを経験しているので注意が必要です。
　　症候性部分てんかんの患者さんにおいても、服用後、長期間、発作が止まっていた人が、抗てんかん薬をやめたあとに、発作が現れた人を経験しています。やはり注意が必要です。

　　熱性けいれんの診断をうけて抗てんかん薬を服用している人については、次のような項目を確認しています。
• 発熱時に限ってけいれんがあったか（無熱時の発作が混じっていれば要確認）
• けいれんの持続時間が短かったか（15分ぐらいを目安とする。15分よりも長い場合は要確認）
• けいれんが短い時間に反復しなかったか（1日に複数回発作があれば要確認）
• 脳波検査に異常がないか（異常があれば要確認）
• 重度の知的障がいや身体障がいの合併がないか（合併があれば要確認）
　　を確認します。要確認事項がない場合には、抗てんかん薬をやめることを考えます。

　　この他に、脳波検査に異常があるものの実際には発作がなかった人についても、抗てんかん薬をやめることを検討することができます。

Q　てんかんと診断されたが、薬を服用したくない場合はどうしますか？

A　活動中に、意識が曇ったり、全身がけいれんしたりする発作があると、危険です。入浴中に溺れたり、転倒して骨折したり、歯を折ったり、高所（駅のホームなど）から転落した患者さんがいます。また、職場で発作になって配置転換させられた患者さんもいます。

　そのような私の患者さんのつらい経験をお話しして、患者さんや患者さん家族に薬の服用の必要性について考えて頂きます。

　私が説明したあとに、服用したくないと訴えていた患者さんも服薬に同意されることがほとんどです。

　当院で、てんかんの発作があるにも関わらず、抗てんかん薬を服用しないで経過観察している患者さんも若干名いますが、いずれの人も、てんかんの発作があっても、その発作が非常に軽微で、患者さんの生活に支障を与えていない人です。

Q　抗てんかん薬の副作用があったらどうしたらいいのでしょうか？

A　副作用かなと思ったら、処方した先生に相談してください。

　抗てんかん薬には、特定の人だけに出現する副作用と、そうではない（すべての人に出現する可能性がある）副作用があります。

　特定の人だけに出現する副作用のうちで、注意が必要なのは薬疹です。当院でも、カルバマゼピン、ラモトリギン、フェノバルビタールで薬疹（皮膚が赤くなったり、痒くなったり、痛くなったりします）が出現したケースを経験しています。

　薬疹は、薬を服用してから1日もたたないうちに出現することもあれば、1カ月ぐらいあとに気がつくこともあります。

　薬疹が出たら、原因になっている薬を中止します。中止しないと、皮膚が赤くなるだけにとどまらず、やけどしたように水ぶくれが出来たり、皮膚がはがれたりします。症状が強いときには、入院して治療することもあります。

また、抗てんかん薬は、だれでもたくさん服用すると眠くなったり、ふらついたりすることがあります。どの薬が副作用の原因になっているかを調べるために、抗てんかん薬の血中濃度検査をします。

眠いときには、薬を減らしたり服用方法を変更したりします。例えばカルバマゼピンは1日分の量を4回に分けたり、フェノバルビタールは寝る前にまとめて服用したりします。また薬を減らすときには、発作の出現に注意しながら少しずつ減らします。。

薬で、眠いのか、あるいは勉強や仕事の疲労ために眠いのかわからないときにも、抗てんかん薬の血中濃度検査を参考にします。血中濃度が低いにも関わらず、眠気が強い場合には、薬による眠気ではないだろうと判断します。その場合には、睡眠を十分にとってください。

Q　てんかん専門医は少ないのでは？

A　少ないと思います。私のクリニックに1日に来院する患者さんはおよそ30人です。1日30人の患者さんの診療をしている私の実感としては、1日に、これ以上、患者を診察することは、能力的にも体力的にも無理です。

患者さんは、30日から90日間隔で受診する人が一番多く、2016年1年間に私のクリニックで1回以上受診したてんかんの患者さんはおよそ800人でした。私の実感では、1人のてんかん専門医が診療する患者数は、多くても、1000人ぐらいが限界と思われます。

次に、てんかん専門医の数を考えましょう。2017年6月現在、てんかん学会の名簿では、私のクリニックがある神奈川県のてんかん専門医は23人です。神奈川県の人口はおよそ900万人です。てんかんの患者さんは、およそ100人に0.5人と言われています。そうすると神奈川県には、4万5000人のてんかん患者さんがいる計算になります。この4万5000人全員を23人のてんかん専門医が診療にあたれば、1人のてんかん専門医が約2000人を診療することになります。

病院に勤務しているてんかん専門医の先生は、てんかん以外の疾病があ

る患者さんの診療も担当されているので、1000人のてんかんの患者さんを診療するのは無理でしょう。

　以上から①てんかんの患者さんすべてを、てんかん専門医が診療することは数字的に無理です。②てんかんの患者さんは、てんかん専門医以外の医師の診療を受けていると考えられます。たとえば、てんかん専門医ではないけれど、多くのてんかん患者を診察している、脳外科の先生や小児神経科の先生もいます。

　てんかんと診断を受け、抗てんかん薬を服用して、発作が止まって、抗てんかん薬の副作用がなければ、てんかん専門医を受診する必要はありません。

Q　てんかん専門医を受診したい。専門医はどこにいますか？

A　てんかん専門医を探すときは、日本てんかん学会の専門医名簿を見るのが良いと思います。日本てんかん協会のホームページで探すこともできます。てんかん協会の都道府県支部も、患者さんの相談や医療機関を探すときの相談にのってくれます。

3．学校・就労・生活に関するＱ＆Ａ

Q　学校で倒れた。てんかんでしょうか？

A　倒れる理由には、めまい、起立性低血圧、貧血、不整脈、脱水などの、てんかん以外の病気もあります（P38参照）。てんかんが疑われるときには、てんかんの診療経験がある小児科の先生の診察や脳波検査も受けたほうが良いでしょう。倒れたからと言って、すぐにてんかんと決めつけない方が良いでしょう。

Q　ぼーっとするので小児科を受診したらてんかんの可能性があると言われた。ぼーっとするだけのてんかん発作もあるのでしょうか？

A あります。

　ぼーっとする発作の中には、全般発作のなかの欠神発作と、部分発作のなかの複雑部分発作（意識が曇る部分発作）である可能性があります。

　欠神発作は持続時間が短く10秒前後のものが多く発作のあとにすぐにもとの動作に戻れます。

　複雑部分発作は持続時間が長いのが一般的ですが、時間だけで判断しない方が良いでしょう。

　症状についても、口元が動くこと（口部自動症と呼ばれています）は、いずれの発作でも見られることがあります。脳波検査を参考にしたうえで、判断した方が良いでしょう。

　欠神発作には、バルプロ酸やエトスクシミドを使いますが、部分発作であれば、カルバマゼピンやラモトリギンやレベチラセタムなどを使います。

Q 学校でてんかんの強直間代発作（全身がガクガクする発作）があれば、気道確保や酸素の投与が必要でしょうか？

A 気道確保や酸素の投与は、原則不要です。

　てんかんの大発作は、体が激しく動き、顔色が悪くなるので、初めて見るとびっくりするし、怖くなります。しかしてんかんの大発作は1分以内で体のガクガクする動きは止まって、呼吸が次第に元通りになって顔色も回復します。

　口のなかに分泌物が多い時には、体を横向けにして、分泌物が、外に流れるようにしてください。口の中に、指や異物を突っ込むことはしないでください。また、急いで、水分や抗てんかん薬を口の中に入れることもしないでください。意識が曇っているときに口の中にものを入れることは危険です。

Q 学校で、てんかんの発作になった。発作から回復したあとに、授業に参加していいですか？

A 発作から回復したあとに、本人の状態がいつもの状態に戻っていれば、授業に参加してください。発作のあとに、頭痛が強かったり、体のだるさ

が強かったりするときは、無理しないでください。

Q てんかんがあって、抗てんかん薬を服用している。宿泊学習や就学旅行に行ってもいいですか？

A いいです。いつも通りに薬を服用すること、また、睡眠不足にならないように注意してください。当院の患者さんの中には、海外への修学旅行や研修に出かけた人もたくさんいます。

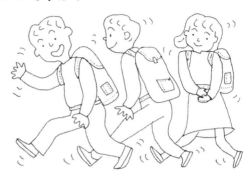

Q 学校での運動制限はありますか。マラソンや水泳は参加してもいいですか？

A マラソンについては、本人の体力に合わせて走ってください。てんかんだからと言って、特に制限はありません。その他、陸上で行うスポーツについても特に制限はありません。

　水泳については発作があったときに溺れないように助けてくれる人がいれば参加できます。誰もいないときに、1人で泳ぐのは危険です。

Q クリニックの患者さんの中に、てんかんが理由でいじめられた人はいますか。どのように対応したらいいですか？

A 私のクリニックに通う患者さんの中にも、てんかんを理由にいじめられたと、報告された患者がいます。

　具体的には、学校で発作になって、意識が曇っている間に、患者さんの消しゴムやかばんが無くなった経験を話してくれた患者さんがいました。そのほかに、学校で発作があったあとに、みんなが無視するようになったとの報告を受けています。発作があれば必ずいじめにつながるわけではありませんが、発作は止めるように努力したほうがいいでしょう。

7章　てんかん診療Q＆A　　171

　これとは別に困ったことは、発作が止まっているにも関わらず、てんかんであることが周囲に伝わって、同級生同士が「てんかんがあるから近づくな」と言っているのを聞いた人がいます。患者さんや患者さんの家族は、「てんかんという病気あるいは病名は、心臓の病気や、喘息や、糖尿病に比較して、悪いイメージだ」と、よく言います。

　対策としては、てんかんであれ、喘息であれ、病気について、学校に説明するときは、本人のために必要な情報を、学校の特定の先生だけに伝えるほうがよいでしょう。学校の先生は、教育の専門家です。医学の専門家ではないので、てんかんの病気を理解していなくても当たり前と考えてください。学校の先生に、説明するときには、「てんかんがある」とだけ説明するのではなく、どのような発作があるか、発作があったときにどのように対応してほしいかを、具体的に説明してください。そのときに、てんかんにはいろいろな種類があることや、発作が止まっていればみんなと同じように生活できることも説明しておいたほうが良いでしょう。

　てんかんと言う病名に、マイナスのイメージがつきまといやすい理由については、この本の最後に書きましたので参考にしてください。私としては、てんかんという病気を、理解しやすくするために、「てんかん」という病名を変更したほうが、いいだろうと考えています。

Q　会社で仕事中に発作になった。どうしたらよいでしょうか？
A　会社の環境や職場の人の病気への理解によっても違うと思いますが、1例を紹介します。

症例：会社の上司と一緒に受診した秀夫さん（38歳）
　付き添ってきた上司は、秀夫さんには発作を治療して、これまでと同じように働いてほしいと希望していました。
　秀夫さんは高校生のときにてんかんを発病。「突然に耳鳴りがして、そのあとに意識が曇る発作」があります。

妻の話では、秀夫さんは発作のときには、「動作が止まり、口元が動きます」。秀夫さんは、発作のあとに気が付くと、いつも自分は何をしていたのだろうと思うそうです。

前にかかっていた病院で部分てんかんと診断され、抗てんかん薬カルバマゼピンを1日に800mg服用したあとに、月に2〜3回あった発作が2か月に1回程度に減ったものの、商談中に発作があったために、当院を受診しました。

上司は私に「得意先との面談中に、秀夫くんの会話が止まった。得意先の人が、声をかけてくれたが、秀夫くんから返事がなかった。先方から特にお咎めもなかったが、会社としては、これを繰り返せば先方に迷惑がかかる」と。

秀夫さんには「カルバマゼピンはすでに眠気があるので、これ以上、増やしたくない。別の抗てんかん薬を試しましょう」と説明した後に、ラモトリギンを追加しました。また上司には、秀夫さんが月に1回受診できるように、会社として支援して欲しいと、私からお願いしました。

ラモトリギンを少しずつ増して200mg/dayに、カルバマゼピンを少しずつ減量して100mg/dayにしたところ発作はなくなりました。

Q 発作が年に2〜3回ある。面接でてんかんがあるというと、仕事が見つからない。てんかんがあることを言わないほうがいいでしょうか？

A 私のクリニックに通う患者さんは、大学や専門学校を卒業したあとに、会社や企業の就職試験を受けて就職する人がたくさんいます。

一方、発作があるために、障害雇用枠で就労する人がいます。障害雇用枠で就労を希望する場合は、精神障害者保健福祉手帳を取得してください。この場合は、病気を職場に説明してから就職するので、職場で「てんかんのことを知られたらどうしよう？」という不安を抱かなくて済みます。また、職場での服薬にも気遣いがいらなくなります。発作がおきたときのことを考慮して、仕事を選んでもらいやすいなどのメリットがあります。

自分でうまく就労先を見つけられない場合には、就労活動を支援する事

業所を紹介してもらい、就労するために必要な習慣や、仕事をする上で必要なスキルを身につけたうえで、就労先を探す方法があります。ハローワークで相談に乗ってもらうのもひとつです。

Q　1人で入浴してはいけないのでしょうか

A　体全体あるいは体の一部がけいれんして自分で自由な動きが取れなくなる発作や、意識が曇る発作がある人に対しては、1人では湯船に入らないように、注意しています。それでも、残念なことに、クリニックに通院していた数名の患者さんが、お風呂の中で溺れているところを発見されています。意識が曇る発作を反復している人が1人で湯船に入ることは危険です。シャワーだけにするようにしてください。

あとがきにかえて
てんかん専門医からの提案〜病名を変える〜

てんかんという病名について

　てんかんは漢字で表記すると、癲癇となります。癲は辞書を引くと、1：気が狂う。「瘋癲」2：病気の名。「癲癇」と説明されています。一方、癇は、①神経が過敏で，小さなことにもいら立ったり怒ったりすること。疳。と説明があり、例文としては「－が立つ」「－の強い子」②ひきつけや失神を伴う病気。例文として、癇に障る、と記載されています。

　今は漢字で「癲癇」と表記せずに、ひらがなで「てんかん」と表記しているために、漢字にまでさかのぼって考える人は少ないかもしれません。しかし、辞書には、てんかんは、漢字では「癲癇」と書き、それぞれの漢字には、狂ったり、いら立ったりする意味があると記載されています。

　今日、てんかんは、「大脳の神経細胞が過剰に活動することによって、発作的な痙攣・意識障がいなどを反復する状態であること」が、医学的に明らかにされています。病院やクリニックの診察室で、医師は、患者さんの発作が繰り返しおきているかを問診し、その発作が神経細胞の過剰発射が原因でおきていることが確かめられれば、てんかんと診断します。現在、てんかんを「狂う病気である」とか、「いら立ったりする病気です」と説明する医師はいません。そのように説明する医師がいれば、その医師の考えが間違っています。

　しかし医師が「てんかんは、大脳の神経細胞が過剰に活動することによって、発作的な痙攣・意識障がいなどを反復する状態です。狂う病気ではありませんよ」と説明しても、言葉のなかに、狂ったり、いら立ったりする意味があるのでは、その言葉は、患者さんに誤解を与え、患者さんの不安を増長する可能性があります。

私は、医学的に明らかにされてきた「てんかん」の病態と、辞書に記載されている「てんかん」という言葉は、かけ離れ過ぎていると考えます。てんかんは、狂ったり、いら立ったりする病気ではありません。医学的には、大脳の神経細胞が過剰に活動することによっておきる発作的な痙攣・意識障がいなどを反復する病態です。

実臨床から病名を考える

　診察室で、私のような臨床医は、てんかんを患者さんの主観的な訴えや、家族が観察した症状や、脳波をもとに、発作をまず部分てんかんと全般てんかんに分けます。この点については、すでにこの本で説明したところです。部分てんかんと全般てんかんでは、有効な薬が違うことからみても、てんかんは1つではなく、複数あることに間違いなさそうです。また、最近の遺伝子研究でも、てんかんの種類によって見つかる遺伝子異常が異なることが示されていて、この点からもてんかんが1つでないことが示されています。

　では、てんかんに共通することは何か？　それは、発作の症状が、大脳の神経細胞の過剰発作でおきることです。そこで私からの提案は、大脳の神経細胞が過剰に活動することによっておきる、発作的なけいれん・意識障がいなどを反復する病態を、「てんかん」と呼ばずに「神経発射症候群」と呼んではどうか──ということです。症候群とするのは、いろいろな種類があること、多様性を示すためです。症候群とすることで、症候群のなかの、どのグループに入るのだろうと考える動機が生まれます。

　病気の状態や病気の仕組みが、病名の中に含まれた方が実用的です。「神経発射症候群」とした方が、てんかんが精神障がいや知的障がいなどの他の病気と違うところを、伝えやすいと考えます。てんかんの病名を「神経発射症候群」と改定し、神経の過剰発射でおきること、その病気が1つでないことを、病名を通して、多くの人に伝えたいと思っています。病名の変更が、病名からもたらされる誤解を取り除き、私達が病気と共生するための手段になることを、クリニックの診察室から願っています。

資 料

抗てんかん薬の一覧（当院での処方頻度が高いもの）

2014年度の服用人数については
①バルプロ酸とカルバマゼピンは500人以上が服用
②ラモトリギンとレベチラセタムは200人前後が服用、フェノバルビタールからトピラマートまでは
　100人前後が服用
③エトスクシミドとスルチアム服用人数は少ない（20人以下）

一般名	販売名	全般発作に使う薬	部分発作に使う薬	当院での使用経験	注意事項
バルプロ酸	デパケン セレニカ ハイセレニン	○		全般発作（強直間代発作・欠神・ミオクロニー発作）に使う。	肥満。服用量が多いと催奇性高い。高アンモニア血症
カルバマゼピン	テグレトール レキシン		○	部分発作に使う。	薬疹例多い。眠気。全般発作や特発性部分てんかんには慎重に使う
ラモトリギン	ラミクタール	○	○	部分発作にも全般発作にも使う。効果を上げるために、バルプロ酸が必要なときあり。	薬疹例多い、ふらつき
レベチラセタム	イーケプラ	○	○	部分発作にも全般発作にも使う。強直間代発作やミオクロニー発作に使う。	まれに不穏状態
フェノバルビタール	フェノバール	○	○	強直間代発作に有効。	薬疹、眠気
クロバザム	マイスタン	○	○	部分発作にも全般発作にも使う。	眠気
フェニトイン	アレビアチン ヒダントール フェニトイン		○	新規抗てんかん薬が発売されるまでは部分発作に使ってきた。	歯ぐきの腫れ・多毛など
ゾニサミド	エクセグラン	○	○	部分発作にも全般発作にも有効。強直間代発作に有効。	発汗障害、食欲不振
トピラマート	トピナ	○	○	部分発作にも全般発作にも使う。強直間代発作に使う。	食欲不振、発汗障害
エトスクシミド	エピレオプチマル	○		欠神発作に使う。	薬疹
スルチアム	オスポロット		○	特発性部分てんかんに使う。	

抗てんかん薬の一覧（当院での処方頻度が低いもの）

2014年年度の服用人数については
①ガバペンチンとクロナゼパムは50人前後が服用
②プリミドンからニトラゼパムは10人以下

一般名	販売名	全般発作に使う薬	部分発作に使う薬	当院での使用経験	注意事項
クロナゼパム	リボトリール ランドセン	○	○	部分発作にも全般発作（ミオクロニー発作）に使う	眠気
ガバペンチン	ガバペン		○	部分発作に使う	眠気
プリミドン	マイソリン プリミドン	○	○	部分発作にも全般発作にも使う。	眠気
エトトイン	アクセノン		○	部分発作に使う	
ジアゼパム	セルシン ホリゾン	○	○	部分発作にも全般発作にも使う。	眠気
ニトラゼパム	ベンザリン ネルボン	○	○	部分発作にも全般発作にも使う。	眠気

抗てんかん薬の一覧（2012年以降に発売された新薬）

一般名	販売名	当院での使用経験
スティリペントール	ディアコミット	ドラベ症候群患者に使う。
ルフィナミド	イノベロン	レノックス・ガスト症候群患者に使う。
ペランパネル	フィコンパ	部分発作に使う。
ビガバトリン	サブリル	点頭てんかんの患者に使う。
ラコサミド	ビムパット	部分発作に使う。

＜てんかんの発作一覧＞

発作についての原則
① 発作の型は発作の時の様子と脳波検査をもとに決めます。
② 一人が複数の発作を示すことはまれです。
③ 全般発作と部分発作が共存するこは極めてまれです。
④ 部分発作が全般発作に変化することはありません。その逆もありません。

全般発作	発作の（型）なまえ	発作の特徴	本書に登場する章
発作の症状や脳波検査をもとに、脳のどの部位から発作が始まるか、わからない発作。	強直間代発作	体がかたくなって、顔面も手も足もガクガクと震えます。顔色が悪くなります。30秒から40秒ほどでガクガクはとまります。発作後に眠ります。立っているときに発作になると倒れます。	1章、3章Ⅰ、4章、6章、7章
	欠神発作	動作が乏しくなり、反応しなくなります。発作が終わったあとは、すぐにもとの行動をとれます。	1章、3章Ⅰ、Ⅳ、7章
	ミオクロニー発作	体の一部、とくに上肢がピクッと一瞬動きます。非常に短い発作です。意識は保たれています。	1章、3章Ⅰ、Ⅳ、7章
	強直発作	体が強直（かたくなることです）し、上肢を上げたり、頭部を前屈します。立位で発作になると倒れます。この発作では、ガクガクは目立ちません。	1章、3章Ⅳ、
	脱力発作	体の力が一瞬のうちに抜けます。立位で発作になると倒れます。（倒れる発作がすべて脱力発作ではありません。）	1章、3章Ⅳ
	間代発作	身体がガクガクと動きます。強直が目だちません。	1章、3章Ⅰ、Ⅳ、4章
部分発作	発作の（型）なまえ	発作の特徴	登場する章
発作の症状や脳波検査をもとに、脳の特定の部分から始まることが、わかる発作。	複雑部分発作（意識が曇ったら複雑部分発作といいます）	意識が曇っている間に、患者の体の一部（顔や手など）が動いたりしますが、患者さんは、発作のときに自分がどのような様子であったかを覚えていません。	1章、3章Ⅲ、5章、7章
	単純部分発作（意識が曇らなければ単純部分発作といいます）	患者さんが発作のときの様子を語ってくれます。胸が気持ち悪くなったとか、手がしびれたとか、目に光が見えたとか、既視感や、体が勝手に動いたなどの症状を、患者さんが話してくれます。	1章

さくいん （50音順）

―― あ 行 ――

意識が曇る発作 26, 28, 29, 32, 56, 89, 92, 93, 95, 97, 99, 100, 104, 105, 126, 143, 144, 147, 155, 171, 173

遺伝 131

医療証 14

エトスクシミド 71, 73, 169, 176

エピレプシー 126

―― か 行 ――

家族性ミオクローヌスてんかん 131

カタトニア 39

ガバペンチン 73, 90, 137, 177

カルバマゼピン 57, 59, 64, 65, 66, 73, 75, 76, 78, 79, 80, 87, 88, 90, 96, 101, 103, 113, 123, 124, 126, 127, 131, 132, 133, 134, 135, 137, 143, 144, 145, 156, 157, 159, 162, 163, 166, 167, 169, 172, 176

間代発作 32, 37, 54, 113, 178

強直間代発作 31, 32, 33, 36, 37, 47, 53, 54, 56, 61, 66, 70, 71, 113, 115, 119, 120, 121, 142, 161, 169, 176, 178

強直発作 36, 37, 54, 56, 108, 110, 112, 113, 178

クロナゼパム 70, 71, 111, 114, 177

クロバザム 70, 71, 101, 114, 161, 176

外科手術 101, 102, 146, 164

欠神発作 32, 33, 34, 53, 54, 66, 67, 71, 108, 109, 112, 113, 169, 176, 178

血中濃度 123, 157, 158, 159, 167

抗てんかん薬 7, 13, 27, 28, 53, 57, 59, 64, 65, 70, 71, 72, 73, 78, 80, 81, 83, 90, 94, 96, 101, 102, 104, 105, 111, 113, 114, 119, 122, 123, 124, 125, 126, 131, 132, 133, 136, 137, 141, 143, 144, 145, 146, 149, 154, 156, 157, 158, 159, 163, 164, 165, 166, 167, 168, 169, 170, 172, 176, 177

口部自動症 30, 169

高齢者のてんかん 103

―― さ 行 ――

ジストニア 55, 153

失神　38, 55, 153, 174

若年ミオクロニーてんかん　55, 66, 69, 70

重症乳児ミオクロニーてんかん（ドラベ症候群）　115

重度障害者医療証　14

障害年金　57, 92, 105, 115

症候性全般てんかん　54, 56, 57, 107, 111, 112, 113, 114, 115, 155, 157

症候性部分てんかん　53, 56, 57, 83, 87, 88, 90, 92, 96, 101, 102, 103, 104, 105, 123, 126, 127, 131, 136, 137, 143, 144, 146, 155, 156, 157, 159, 162, 165

常同行動　39, 153

小児欠神てんかん　55, 66, 67, 68

自立支援医療受給者証　14

新規抗てんかん薬　71, 73, 111, 145, 176

身体障害者手帳　105, 115

睡眠障害　39, 55, 153

スルチアム　57, 78, 79, 80, 141, 154, 176

精神障害者保健福祉手帳　105, 114, 172

精神通院医療公費負担　57, 65, 88, 90, 92, 105

セレニカ　65, 176

全般てんかん　8, 9, 47, 53, 54, 61, 62, 63, 64, 109, 110, 111, 145, 149, 155, 156, 161, 162, 163, 175

全般発作　21, 22, 24, 25, 31, 32, 33, 35, 36, 37, 38, 43, 47, 48, 49, 53, 61, 108, 110, 111, 113, 115, 161, 162, 163, 169, 176, 177, 178

ゾニサミド　70, 73, 90, 101, 113

—— た 行 ——

脱力発作　32, 36, 37, 54, 108, 109, 113, 178

単純部分発作　25, 178

チック　38, 153, 155

テグレトール　29, 65, 176

デパケン　65, 176

てんかんセンター　90, 149

てんかん発射　14, 15, 21, 22, 43, 44, 45, 46, 47, 48, 49, 53, 61, 62, 67, 70, 78, 79, 80, 86, 92, 96, 102, 103, 110, 113, 135, 137, 141, 154, 156, 157, 158, 162, 163

特発性全般てんかん　53, 54, 55, 56, 57, 59, 64, 66, 67, 68, 69, 70, 71, 72, 81, 113,

120, 121, 124, 125, 135, 142, 143, 157, 159, 165

特発性部分てんかん　53, 56, 57, 75, 79, 80, 81, 141, 154, 157, 164, 165, 176

トピラマート　71, 73, 87, 90, 137, 176

―― な 行 ――

泣き入り発作　38, 153

ナルコレプシー　39

二次性全般化発作　33, 137

熱性けいれん　39, 153, 164, 165

脳波検査　14, 15, 21, 22, 24, 38, 43, 45, 47, 56, 61, 62, 76, 86, 96, 97, 102, 136, 153, 154, 155, 156, 157, 160, 161, 164, 165, 168, 169, 178

脳梁離断　164

―― は 行 ――

ハイセレニン　65, 176

パナイアトポラス症候群　53, 81

パニック発作・パニック障害　38, 153

バルプロ酸　57, 64, 65, 66, 67, 69, 70, 71, 80, 111, 113, 120, 121, 125, 133, 134, 135, 136, 142, 145, 157, 159, 161, 162, 163, 169, 176

非てんかん発作　39

フェニトイン　73, 90, 101, 111, 113, 137, 158, 159, 176

フェノバルビタール　70, 90, 101, 134, 135, 137, 157, 158, 159, 166, 167, 176

複雑部分発作　25, 28, 56, 90, 137, 169, 178

副作用　64, 103, 113, 114, 157, 158, 159, 166, 167, 168

部分てんかん　9, 38, 53, 61, 62, 63, 64, 75, 76, 77, 78, 79, 80, 87, 113, 136, 137, 145, 149, 156, 158, 162, 163, 164, 172, 175

部分発作　21, 22, 23, 24, 25, 26, 27, 28, 30, 31, 32, 33, 34, 35, 36, 37, 38, 43, 48, 53, 56, 61, 76, 80, 85, 87, 90, 91, 96, 103, 108, 115, 162, 163, 169, 176, 177, 178

発作後ミオクロニー　109

発作性運動誘発性舞踏アテトーシス　39, 55, 153

―― ま 行 ――

マクロライド系抗生物質（エリスロマイシン、クラリスロマイシン）　123

ミオクロニー発作　32, 35, 36, 37, 53, 54, 66, 70, 109, 113, 161, 176, 178

未決定てんかん　53, 55, 115

身振り自動症　30

迷走神経刺激　164

Meador 先生　135

── や 行 ──

EURAP　133, 134

── ら 行 ──

ラモトリギン　57, 73, 87, 90, 101, 111, 112, 113, 126, 134, 135, 158, 159, 166, 169, 172, 176

療育手帳　57, 105, 115

良性小児てんかん　53, 80, 81

良性頭囲性めまい　38

レキシン　65, 176

レベチラセタム　70, 71, 73, 87, 90, 101, 113, 158, 159, 163, 169, 176

参考文献

医学的な内容は以下の図書を参考にしました。

・『Epileptic Syndromes in Infancy, Childhood and Adolescence. Fourth Edition, John Libbey Eurotext』 J. Roger et al. 著　2005 年　John. Libbey Publishing（訳本は 2007 年に中山書店から出版）

・『小児てんかん診療マニュアル』 藤原建樹 監修、高橋幸利 編　2006 年　診断と治療社

・『外来精神科診療シリーズ PartII 〜メンタルクリニックでの主要な精神疾患へ対応（1）』（138—147　小児・成人・高齢者のてんかん治療）　田中正樹 著　2015 年　中山書店

協力

よこはま福祉実践研究会

田中神経クリニックスタッフ

田中正樹（たなか まさき）

田中神経クリニック院長。1955年生まれ。大学卒業後、重症心身障がい児施設「びわこ学園」小児科等に勤務。1991年からは16年間「静岡てんかん・神経医療センター」勤務。その間、「ガバペン」等4種類の新薬の治験に責任医師として参加。2007年7月田中神経クリニックを横浜市栄区に開院。講演も多数。小児および成人のてんかんを診療している、数少ない「てんかん専門医」。

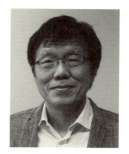

星槎大学叢書2

てんかん専門医の診察室から
病気と共生するために

著　者	田中正樹
発行者	中山康之
発行所	星槎大学出版会
	250-0631 神奈川県足柄下郡箱根町仙石原718-255
	TEL 0460-83-8202
編　集	かまくら春秋社
発　売	248-0006 鎌倉市小町 2-14-7
	TEL 0467-25-2864

2017年8月15日　初版第1刷

© Masaki Tanaka 2017 Printed in Japan
ISBN978-4-7740-8005-5 C0347

星槎叢書刊行にあたって

　星槎は「人を認める・人を排除しない・仲間をつくる」という三つの約束のもとに、社会に必要とされる様々な環境を創り、その実践に向けた挑戦を続けています。

　人はお互いに補い合って生きています。しかし、ときに我々は共に生きるという大切なことが見えなくなってしまうことがあります。そうした事態を乗り越えるためには、日常の身近なことから「共に生きることを科学する」ことが求められます。具体的には、「人と人との共生」から教育・福祉・医療・心理・公共など、「人と自然との共生」から環境の持続可能性・生物多様性保全・災害への対応など、「国と国との共生」から国際関係・国際協力・安全保障などが挙げられるでしょう。

　星槎とは星のいかだです。由来は、それぞれに異なるさまざまな木を束ねて創った槎で天空の星をめざす、という中国の故事にあります。星槎叢書が、大海に槎を漕ぎ出し、より広く、より深い、知的冒険にあふれた共生実践に挑む航海者の羅針盤になることを願っています。

二〇一五年一月

宮　澤　保　夫